体はごはんでできている

心と体が元気になるふだんの料理

齋藤菜々子

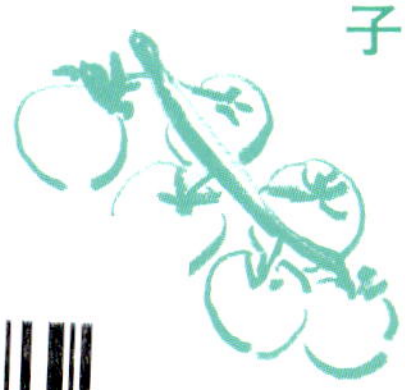

池田書店

体はごはんでできている

料理家を志す前は企業に新卒で入社し、営業職として働いていました。
帰りが遅くて自由に使える時間もない。はじめての社会人生活で精神的に余裕もない。
そのため、平日は思うように料理ができませんでした。

それでも食事は欠かしませんでした。
でも、コンビニやスーパーで買ったものを食べる日が続くと、どこか満たされなくて、飽きて、日に日に体が重く感じられるようになって。週末に料理をする時間がいかに楽しく、いま何を食べているのか手に取るようにわかる「自炊」が、心と体の活力になっていることを感じはじめました。

子どもの頃、料理好きの母からいつも言われていた言葉があります。

「料理をするって、おいしいだけじゃなくて作る楽しさまで味わえて、とってもお得なことなんだよ」

「勉強しなさい」より何倍も「夕飯手伝って」と言われて育ちました。どんな人生を歩むにしても、私に覚えておいてほしいことのひとつだったのかもしれません。料理ができる子になってほしいという思いを言葉の端々に感じていました。

料理を作るということは、体を作るということです。おいしくできれば幸せな気持ちにもなれます。

実家にいるときはピンとこなかった母の言葉。でも、新生活を送る中で、自炊によって満たされていく心を通して、本当の意味がわかりました。

「家庭料理のよさを伝えたい」

そう感じたのが、料理家を志したきっかけです。

と、こんなことを言っていますが、いくら料理好きでも時には作るのが億劫《おっくう》な日もあります。

心は日々変化します。料理する気分じゃない日には、外食だって楽しみます。

ただ、ほぼ毎日「ごはん作るの、億劫だなぁ」と思っているとしたら、それはとても、もったいない。

だから、いままさに料理につらさを感じたり、作り方に迷ったりしている人がいたら、「これくらいなら作れそう!」と思ってもらえるような、そして少しでも肩の荷を下ろしてもらえるきっかけを伝えたいと思って筆をとりました。

料理が好きな人も、料理との向き合い方に悩んでいる人も、私のキッチンや頭の中をのぞくような気持ちで、気を楽にして本書を読んでもらえたらと思います。


本書では、薬膳の知恵と料理家としての視点から、

- **食事で作る健康**(季節と心身のゆらぎの関係、ゆらぎを整える方法)
- **料理を楽にするヒントや考え**(料理と生活、キッチンのこと)
- **ふだん使いの薬膳レシピ**

を詰め込んでいます。

料理で心と体が満たされる瞬間を増やすことは、小さな豊かさを積み重ねることにつながります。

日々の何気ないひと品が、あなたの体を作っていくように。

豊かさと、時間をかけて手の込んだものを作ることはイコールではありません。

まずはキッチンに立つあなたが、心も体も満たされますように。そうすればきっと、料理を食べてくれる人も幸せになれます。

きっとあなたの助けになる薬膳の知恵、そして健康な心と体を育むためのやさしい料理をお届けします。

料理家　齋藤菜々子

こだわりたいのは「何（食材）を食べるか」

薬膳の本来の意義は「日常的においしく食べて、心と体を整える料理」です。定義としては、中医学（中国の伝統医学）の理論に基づき、季節や体調に合わせ、目的をもって食材を選んだ料理を指します。


食べてはいけない食材はなく、してはいけない調理法もありません。

ある食材を「一日何グラム以上食べる」というような決まりもありません。

なぜなら、季節、気候、体質、体調、性別、年齢など、健康になるための条件は人によってさまざまだからです。

重要なのは適切な食材選びだけ。目的に合っているのなら、素材ひとつで作ってもよく、食べ合わせを難しく考える必要もありません。


決めごとが少ない。薬膳の、この〝おおらかさ〟がとても好きなんです。そしてこれが、家庭でこそ食べてほしい理由でもあります。
おいしい料理と「よろこび」はセットでありたい。「ちゃんと作らないと」という考えに、食べる楽しさを奪われてほしくないのです。

また、健康を作る料理は、続けることがまず第一だと思います。どんなに特別な食材を使っても、その一食だけでは健康になれないし、体とのつき合いは一生です。自分のために料理をすることもあれば、誰かのために作る人もいるでしょう。だからこそ、がんばらなくてもできるということが重要なのです。

薬膳は決めごとが少なく自由度の高い料理なので、日常に無理なく活用できます。学べば学ぶほど、「中国版おばあちゃんの知恵」のような中医学に、現代を生きる私も合点がいくことばかりで、みるみる魅了されていきました。

本書は、中医学の難しい理論ではなく、すぐに使える知識や、それぞれの季節に出やすい不調と、それに対して食べたいものをまとめています。
今日からできる「おうち薬膳の知恵」を、活用してもらえたらうれしいです。

不調には旬のもの、その土地の食材が効く

日本には「四季＋雨季」のおもに5つの季節が存在します。季節の変化は、古くから伝わる暦の「二十四節気」に沿う傾向にあります。

近年は急激な気候変動もあり、現代の気候と暦にずれを感じる人もいるかもしれません。でも、そんなことはありません。

立春（春のはじまり）を迎える2月初旬は、まだまだ寒い冬の気温が続きますが、時折、春一番の前ぶれのような突風が吹き上げる日もあります。

立秋（秋のはじまり）を迎える8月初旬は、夏真っ盛りの気温。それでも夕方には涼しい風が吹き、意識してみると確実に秋の訪れを感じます。

古くから続く季節の変化ごとに旬が存在し、それらはその時季の体によく合うものが多いです。街の小さな八百屋さん、地域の直売所や道の駅などに立ち寄る機会があれば、**「いまは何が旬かな？」と、季節をのぞくような気持ちで見てみましょう。**

また、薬膳には食材ごとの「**効能**」があります。

春の山菜のように青く苦みのある野菜は、毒素を排出する作用があり、栄養をたくわえる冬を越えた体に必要なものです。夏野菜の多くは熱を冷まし、発汗する体をうるおしつつ、代謝を促して水分のめぐりをスムーズにします。秋は空気の乾燥がはじまるので、体にうるおいを与える作物を。冬はめぐりが悪くなるので、体をあたためたり、腸の動きを助けたりする野菜も多いです。

土地と食材にもつながりがあります。沖縄の苦瓜《にがうり》は熱をしっかりと冷ますものだったり、北海道の羊肉は体をあたためるものだったりします。

その土地で、その季節の中で生きていくための自然の恵みが育っている。

不思議ですが、長い時間の中で定着していったのでしょう。

効能がわからないときは旬のものを選ぶ。それくらいのゆるさでかまいません。春にお花見をしたり、夏に海に行ったりなど、季節を満喫するのが難しいときでも、まずは食卓から季節を楽しんでみてください。

目次

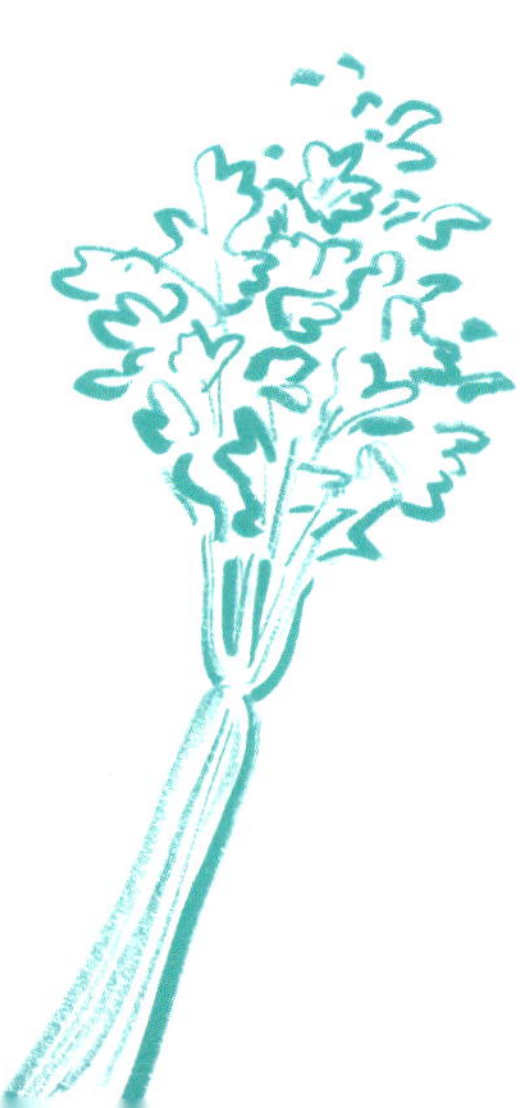

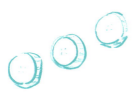

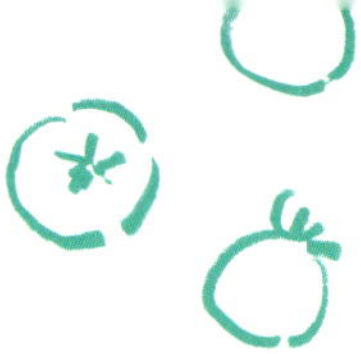

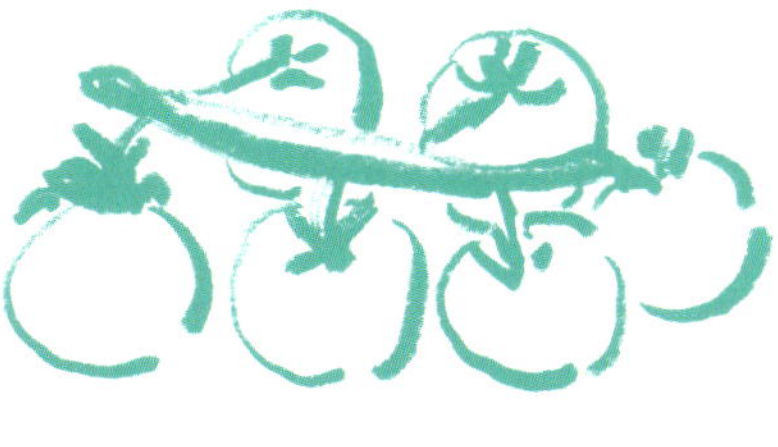

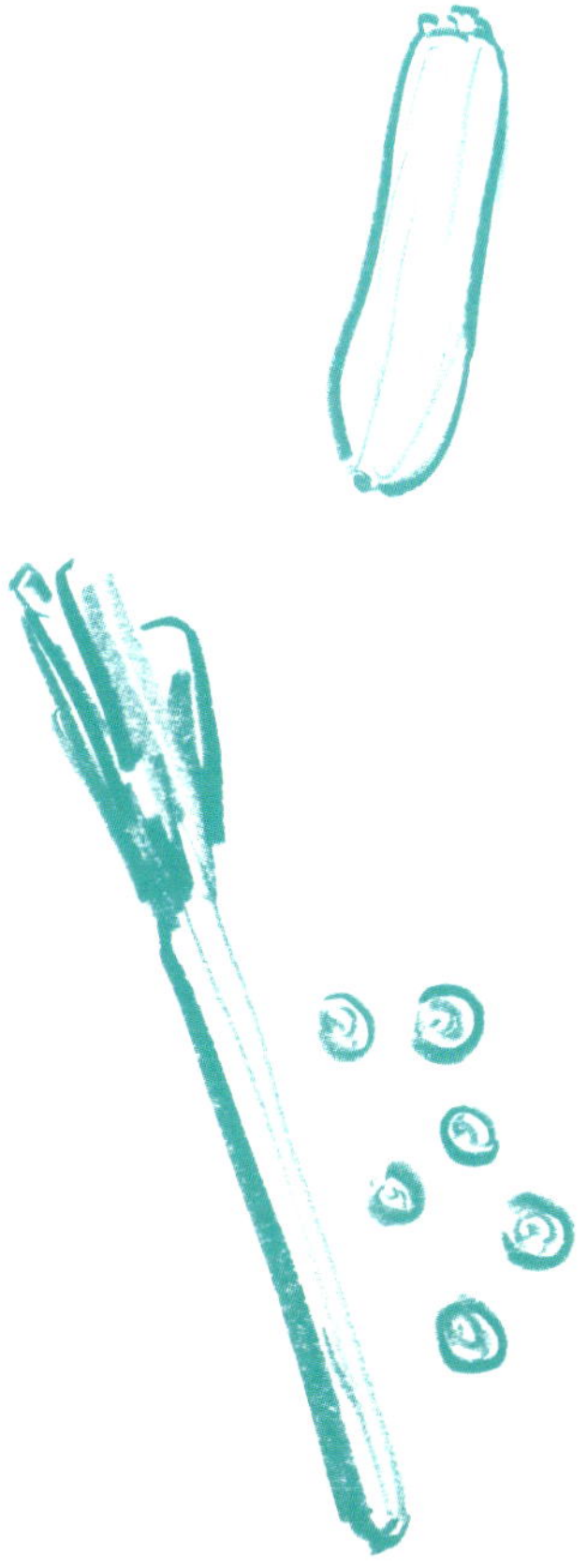

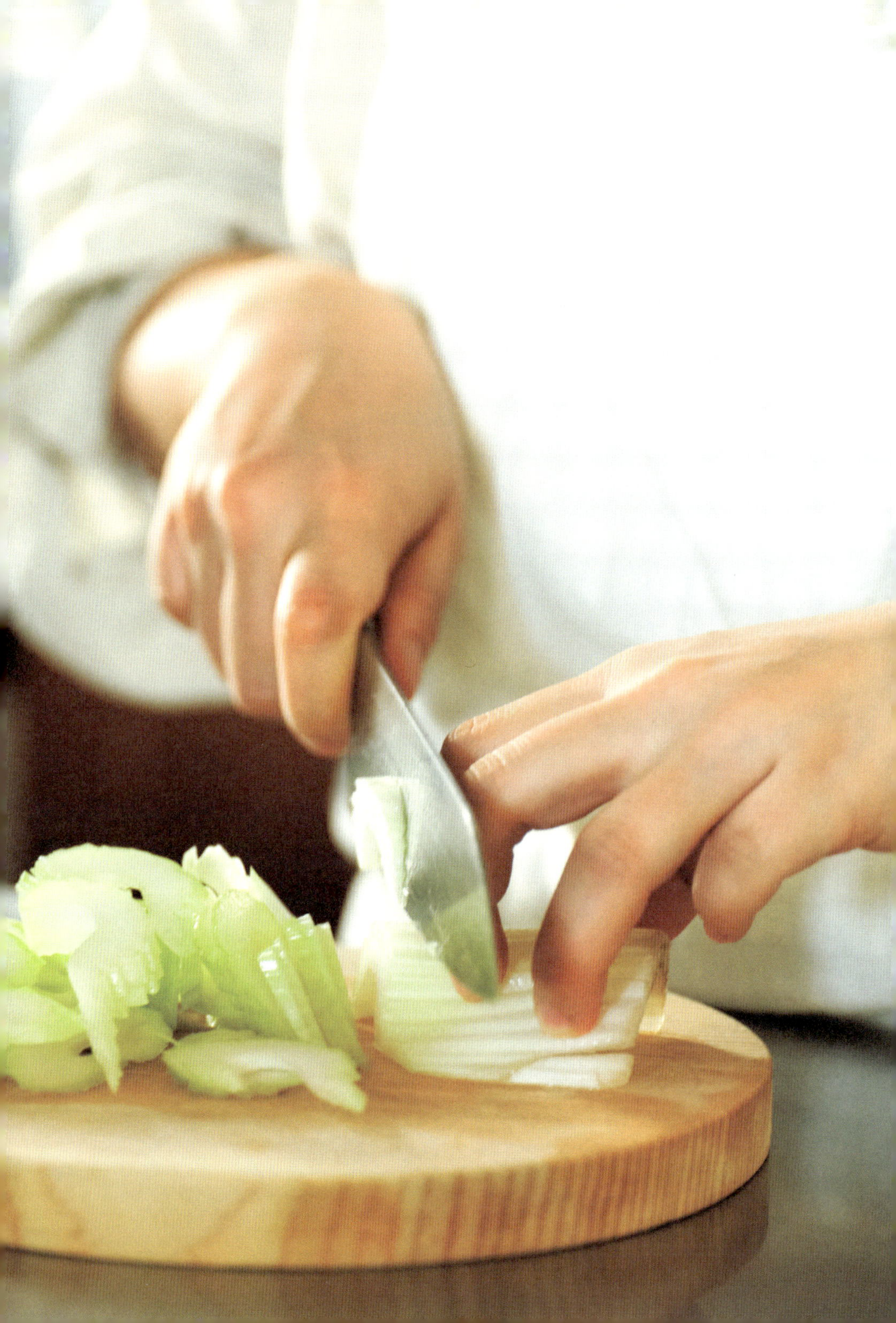

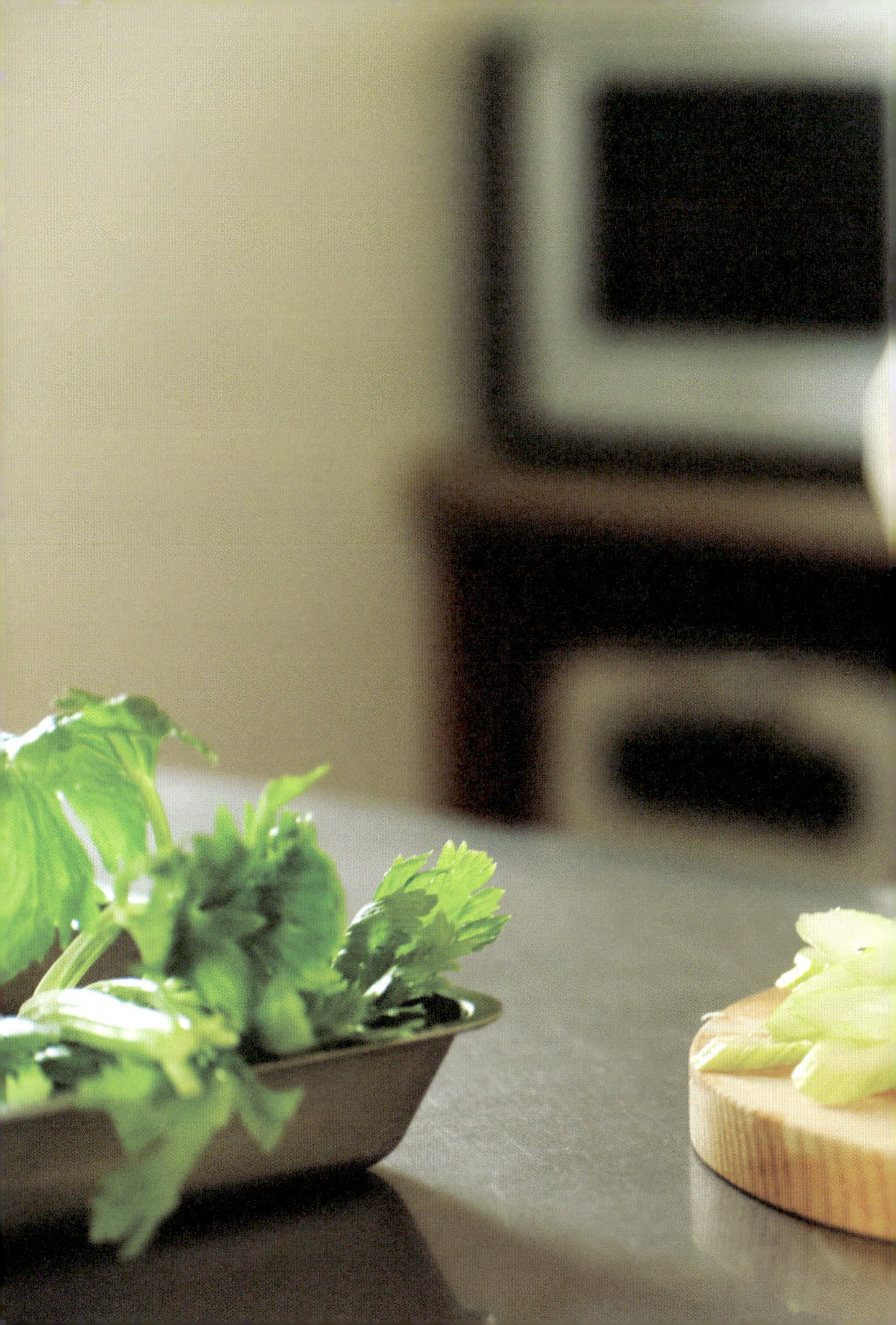

［春］立春（2月初旬）〜立夏（5月初旬）までの約3か月間

春は意識的に、ふうっと息をつく

あたたかい日が増え、緑は芽吹き花が咲く、とても気持ちのいい季節。過ごしやすく体にかかる負担は少ない印象もありますが、春の変化も心と体に影響を及ぼします。春に吹く突風は花粉（病原やウイルスも）を運びます。新生活のはじまりで、緊張やストレス、貧血症状（血色が悪い、爪が弱る、足がつる）が出やすい時季でもあります。

私も、春は例に漏れずバタバタしがちです。年度末ということもあり、やることに追われる日々が続きます。自分がいっぱいいっぱいなことに気が付いたら、意識的に少しでも休憩。気をめぐらせる柑橘系の100％ジュースを飲んでひと息つき、さわやかな香りでリラックスします。

食卓も同様、気をめぐらせる香りのよい食材を取り入れるようにしています。多いのはピーマンやセロリ、薬味など。ピーマンはイライラを鎮める優秀食材。わが家ではピーマンが主役の副菜をよく作っていて、一袋はすぐになくなります。よく作るのは焼きび

Q 「気」って何？

A 体のエネルギー源であり、生命活動の維持に必要な構成要素です。生まれ持った生命力に加え、食事と呼吸で日々補充しています。

Q 花粉症がひどいときにおすすめの食材は？

A デトックスによいそば、アスパラガス、豆苗《とうみょう》、にら、セロリ、せり、菜の花など。

たしや、あえ物。焼きびたしは縦半分に切って大きなままフライパンで香ばしく焼き、水、しょうゆ、みりん、酒、かつお節などで煮ます。クタクタになるまで煮て味のよくしみたピーマンは、ジューシーな甘さが楽しめます。また、あえ物はごく細切りにして、そのときにあるもの（ちくわ、梅干し、しらす、ハム、すりごまなど）と合わせ、塩、ごま油でシンプルにあえます。苦みが気になるときはレンジ加熱すると食べやすいですが、最近のピーマンは苦みもやさしいので、好きな方はぜひ生で。

セロリもあえ物、浅漬け、炒め物にしたり、薬味は肉や魚とともに、また、ごはんやみそ汁に加えたりしてたっぷり楽しみます。

旬の山菜を見つけたら天ぷらにしたり、たけのこをゆでたり、ふきみそを作ったりします。ほろ苦い春ならではの山菜が、冬に溜まる老廃物をデトックスしてくれます。

「忙しい！」と言っている間に季節が変わってしまうくらいに余裕がないときは、あえてひと息つく瞬間を作ります。 何かを飲んだり、食べたりするときは作業をしない。スマホを見ながら、仕事をしながらといった「ながら食べ」をすると、それこそ息つく間もありません。**たった数分でもいいから食べることに向き合う。そして「ふうっ」と意識的に肩の力を抜く。** それだけで、せかせかした毎日にゆとりが生まれる気がします。

Q 活動的になる春を乗り切る食材って？

A 貧血になりやすい春は、血を作る食材のにんじん、ほうれん草、黒ごま、ひじき、あさり、牡蠣《かき》、さば、かつお、まぐろ、牛肉、卵などを摂りましょう。

Q イライラやストレスを感じるときは？

A 気のめぐりをよく（リラックス）させる、香りの豊かな食材を取り入れましょう。強いイライラには酸味のある柑橘類や酢もおすすめ。大葉、みょうが、三つ葉、ねぎ、みかん、オレンジ、ジ、グレープフルーツ、ゆず、ハーブ類など。

なんとなく落ち着かない　イライラ

セロリとじゃこ炒め

セロリの香味とじゃこのうまみ、2つの組み合わせが新鮮でくせになるひと品。意外なほどごはんに合います。

材料　2人分

セロリ ……………… 1本（150g）
ちりめんじゃこ …… 大さじ3（15g）

A
みりん…………… 大さじ1
しょうゆ ………… 小さじ2
サラダ油 …………… 大さじ1/2

作り方

1 セロリは筋をのぞき、茎をななめ薄切り、葉はざく切りにする。

2 フライパンにサラダ油を中火で熱し、セロリを加えて炒める。しんなりしてきたら弱めの中火にし、ちりめんじゃこ、**A**を加えて水けが少なくなるまで炒める。

梅干しを加えたアレンジも◎。種をのぞいて果肉を小さく刻み、火を止めたあとに混ぜてみて。梅干しで塩分を足すぶん、しょうゆを少し減らしてもOK。

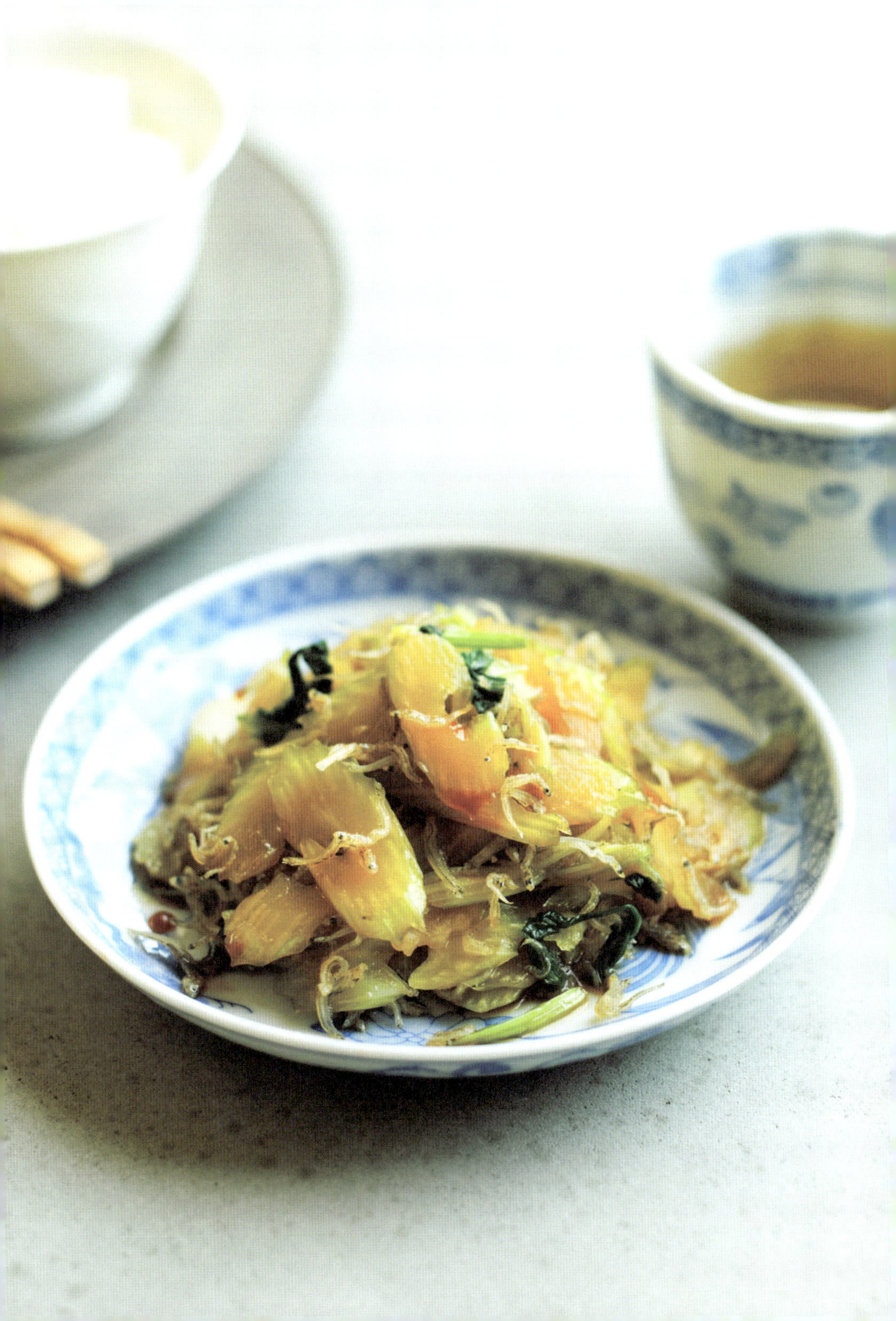

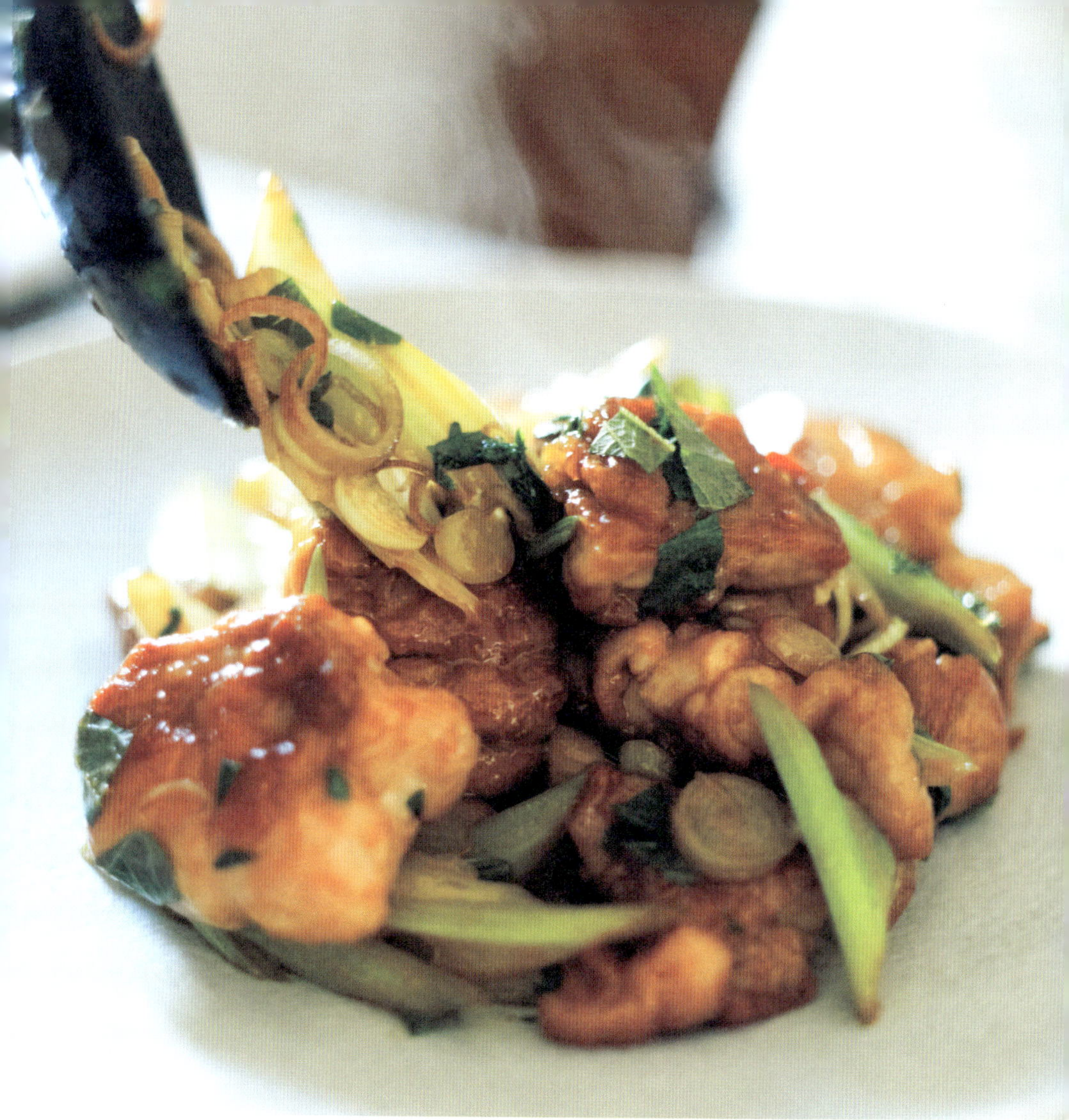

セロリと鶏肉、薬味の甘酢炒め

食べごたえ十分なのに体にやさしい満足おかず。
セロリと薬味のさわやかな香りに甘酢が絡み
ちょっとしんどい日もぺろりと食べられます。

材料　2人分

セロリ　……………… 1本（150g）
鶏もも肉 …………… 1枚（300g）
塩…………………… 少々
薄力粉……………… 小さじ2
みょうが …………… 2個
大葉………………… 5枚

A
しょうゆ、酢 …… 各大さじ1
砂糖 …………… 大さじ1/2

サラダ油 ………… 大さじ1/2

作り方

1　セロリは筋をのぞき、茎は乱切り、葉はざく切りにする。みょうがは小口切り、大葉は粗みじん切りにする。鶏肉は余分な脂身を切り落とし、一口大に切り、塩をふって薄力粉をまぶす。Aは合わせておく。

2　フライパンにサラダ油を中火で熱し、鶏肉を皮面から加えて焼き色がつくまで両面を3〜4分ずつ焼く。Aを加えて弱めの中火で煮立て01、照りが出てきたらセロリの茎、葉を加えて1〜2分ほど炒め合わせる。

3　火を止めて、みょうが、大葉を加えて02さっと混ぜる。

もっとおいしく、もっと楽しく

01
調味料は先に煮立てる
—
調味料の水分を先に飛ばすとセロリの退色、水っぽさを防げる。

02
薬味は混ぜるだけ
—
火を止めてから混ぜると香りが飛ばない。

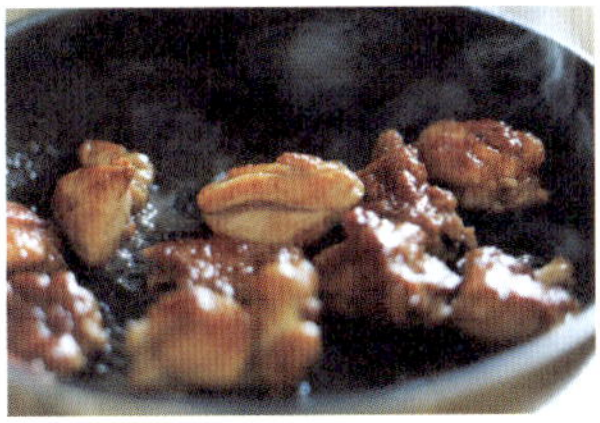

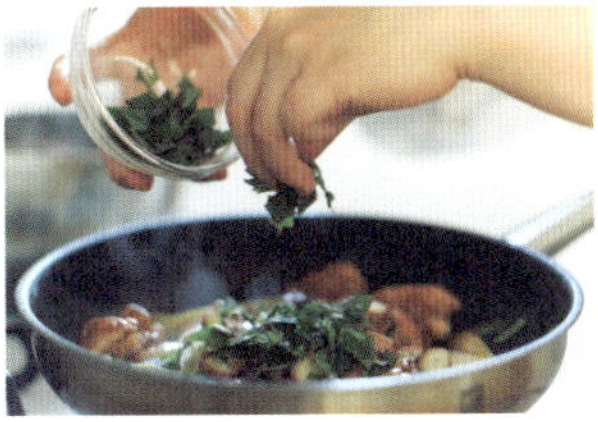

食材選びからはじめる「がんばらない健康」

薬膳でいう健康とは「心と体がともにニュートラル」であることです。季節変化やストレスにさらされても、つねに一定の状態から大きくゆらがずに過ごせること。

健康のための習慣は、あたかも難しいことのようにとらえられている気がします。適度な運動、十分な睡眠、バランスのとれた食事。もちろんどれも大切です。だけど、生活を変えないと健康になれないような義務感に追われると、心が健康になれません。

健康のために「やるといいこと」を知るのはとても大切です。でも、「できること」を知るほうが簡単です。

できることって何なのでしょうか。それは、「すでにしていること」に目を向けること。どんな人も毎日欠かさず継続していることといえば「食事」ですよね。何気なく食べていたものを、季節や目的に応じた身近な食材に替えればいいのです。

飲み物からできる「がんばらない健康」

日常的に飲んでいる飲み物は、人によってさまざまだと思います。例えば私の場合は、基本的には水です。家では冷えすぎていない浄水の水を、寒い季節は沸かして白湯《さゆ》にして飲みます。キンキンに冷えた飲み物は暑い日ならおいしいですが、あたたかいものに比べて消化が重く、めぐりにくいもの。ふだんから冷えやむくみが気になる方、消化器官の弱い方はなるべく控えるのがおすすめです。

水分を摂るときは、体の声をよく聞くことが大切です。飲みたいと感じる、ごくごく飲めるときはしっかり水分を摂り、逆に「なんだか体に入っていかない」というときは無理には飲みません。適度な水分はもちろん必要ですが、飲むのがつらい、むくみやすい人は「一日◯Lは飲もう！」などと、無理なノルマを作る必要はありません。

私はコーヒーも好きなので毎日1～2杯は飲みます。コーヒーには利尿作用があり、湿気が多く体に水が溜まりやすい梅雨におすすめです。基本的には何も入れずブラックでいただくのですが、秋めいてくると空気が乾燥するので、保湿が期待できる牛乳や豆乳、はちみつなどの糖類を入れることもあります。寒い冬には体をあたためる紅茶に替えたり、黒糖を加えたりもします。

なんだかイライラする、ストレスを感じると思ったら香りのよい柑橘のジュースやハーブティー、ジャスミンティーを。胃がもたれるときはプーアール茶を。そういった形で季節や体調に合わせて飲むものを選んでいます。１０４ページでも詳しくご紹介しているので、自分がふだんよく飲むものがどんな性質をもつのか知り、ぜひ選ぶときの参考にしてみてください。

「いつものごはん」をちょっとひと工夫

飲み物だけでなく、多くの方が何気なく食べているのが「ごはん（お米）」だと思います。**薬膳におけるお米はすべてのエネルギーの源である「気」を補ってくれる食べ物。**気は元気に過ごすために、疲れにくい体であるために必ずいるもので、日々補うべきものです。

肉や魚も気を補うものが多いですが、**ごはんは脂がないぶん消化にやさしく、日常的に食べやすいのがいいところ。**さすが定番の主食！と思える頼れる存在です。

そんなごはんひとつでも、できる工夫がたくさんあります。

私はふだんのごはんに、**その時季によいものを一緒に炊き込んでいます。**

春は冬の毒素を排出してくれるたけのこごはん、梅雨から夏によく作るのはとうもろこしごはんや枝豆ごはんです。とうもろこしや枝豆は、じめじめした湿気を体から出してくれます。とうもろこしのひげはむくみの生薬としても使われているので、きれい

Q 余ったごはんの保存方法は？

A 食べ切れずに余ったぶんは、早めにラップで小分けに包んで冷凍します。お米の量を少なめ、多めなどバリエーションを持たせておくと、用途に合わせて使えるのでとても便利。

なひげが手に入ったらお茶パックに入れて一緒に炊いたりもします。秋にはさつまいもごはんで乾燥に弱い大腸のめぐりをよくします。性ホルモンや生命力、老化と直結する腎《じん》が弱まる冬には、腎と相性のよい黒い食材をよく食べています。なかでもお気に入りなのが黒米です。お米を炊くときに大さじ1～2の黒米と同量の水を入れるだけで、もちもちのおいしい黒米ごはんが出来上がります。

これらが私に習慣づいている大きな理由は、あくまで「シンプルだから」だと思います。基本的には「白米＋季節の具材」だけ。調味料は入れても酒や少しの塩程度。シンプルに炊けば、どんなおかずにもよく合います。味付きのごはんはおかずと味がぶつかることもありますが、シンプルに白米と具材だけで炊くごはんなら、どんな食卓にもなじみます。いつもの白米を炊く延長で、ごはんをパワーアップさせるような気持ちで季節の具材をプラスしてみてください。

心と体はどちらも健康の大きな柱です。時には心のために、自由に食べることが必要なこともあります。**大切なのはニュートラルな状態を作ること、バランスをとることです。**毎日の食事や食材の選択肢に目を向けると、がんばらなくても手に入る、健康のヒントがきっとあるはずです。

Q 冬にいい黒い食材ってどんなもの？

A 黒ごま、黒きくらげ、しいたけ、昆布などです。いずれも腎をいたわり、アンチエイジングにおすすめです。

Q 塩は何を使ってもいい？

A おすすめは天然塩。精製塩よりミネラルが豊富です。私は福岡県の糸島に工房がある新三郎商店の「またいちの塩」が好きで取り寄せています。

「いつもの味」が居心地のいい日々を作る

「毎食自炊である必要はない」と言いましたが、それとはまた別に、家庭料理には家庭料理のゆるぎないよさがあると私は思っています。

私はおいしいお店に行くことが大好きです。学ぶことも多く、お店選びはいつも真剣。お店を出るたびに「ああ、お腹いっぱい！」と感じます。一定の価格で老若男女がお腹を満たして帰ることができる。それはお店が提供してくれる大切なひとつの価値だと思います。外食で価格に見合う質あるいはボリュームがないと、なんとなく損をした気分にもなりますよね。

でも、体にとっては毎回満腹になる必要はありません。食事は食べて終わりではなく、消化から排泄までが大切な流れ。消化には大きなエネルギーが必要です。食べすぎたあとに強い眠気に襲われるのは、まさに消化に集中してパワーを割くから。

その点、家庭料理なら量の調整もでき、残しても次の日に食べられます。外食を残すこ

とは気が引けるけど、自炊なら遠慮なく自分の体に正直な量を食べられます。

また、家庭料理は自分好みの味に調整できます。ここではとびきりおいしい味を配合するということではなく、おもに濃淡の話です。外食は味付けがしっかりしていることも多いです。特にお弁当やお惣菜は、保存の観点やおいしさの維持など、いろいろな理由があってそうなります。塩分を気にする人は選ぶのに苦労することもあるかもしれません。でも、自炊ならそんな調整も自由自在です。「このみそ汁ちょっと薄めだなあ」という日があっても、自分で作ったのなら許せる。「むしろこのくらいが飲みたかった！」。そんなふうに思いながら、薄味で具だくさんのみそ汁をすすることもあります。

何より自炊は経済的。自分で作ると「一食でこんなにも贅沢に野菜が摂れるんだ」と、下ごしらえを終えた野菜を見て、お得な気持ちになることもあります。

「なんだかほっとするいつもの味」。それが家庭料理ならではのよさではないでしょうか。感動的な味じゃなかったとしても、心も休まる日常の味が自分の手で作れたら。

自分で自分を満たせる、この上ない一生のスキルだと思うのです。日々のみそ汁、卵焼き、名もなき炒め物。それは家庭にしかない特別な料理だと思います。

Q 野菜の汁物をおいしく作るコツは？
A 煮る前に炒めること。水分が飛び、野菜の味が凝縮されます。きのこ、セロリ、玉ねぎ、トマトは炒めると香りやうまみが出ておいしいですよ。

Q 野菜をダメにしない冷蔵庫術は？
A 半端野菜をまとめておく場所を作ることです。目につきやすい場所に置くと、「そこから使おう」という気持ちになります。

心地のいいキッチン

キッチンは私にとって仕事場ということもあり、一日のうち大半の時間を過ごします。心地のいい場所になるよう、大切にしていることをここではお伝えします。

空間は「縦と横」で考える

心地よく過ごせる空間にするために、大切にしているのが動線です。**なるべく移動が少なくて済むように、空間の「縦」と「横」を軸にモノの配置を考えています。**

「縦」はキッチン内の高低差です。高いところ、低いところにはあまり使わないものを置き、手に取りやすい中段あたりによく使うものをしまいます。「横」は水回りとコンロ回りです。それぞれの近くに、よく登場する道具をしまうようにしています。

食器をしまう場所も同じ考え方をします。茶碗としゃもじは炊飯器の近くに。みそ汁椀はコンロの近くに、カップは冷蔵庫やケトルの近くなど、使うときをイメージして取りやすい場所にしまいます。

Q 中段に置きたい調理でよく使うものって?

A ラップ、ポリ袋、輪ゴム、包丁、まな板、ボウル、フライパンなど。上下段に置きたい、私がふだんあまり使わないものは大人数用の鍋やお正月のお重といった季節もの、ブレンダー、フードプロセッサーなどです。

調理中も、なるべく無駄な動きや洗い物が少なく済むように心がけています。例えば、食材は冷蔵庫から一度にまとめて取り出す。切り物は野菜→肉魚の順で切る。野菜は生食用→加熱用→最後ににんにくなど匂いの残るものという順に（まな板や包丁を調理中に洗う回数が最小限で済みます）。冷蔵庫→シンク→切り物をする場所→コンロ→盛り付けをする場所の順にモノの配置を整えると作業中もあまり右往左往する必要がなく、一連の調理をスムーズにできます。

料理はなるべく「片付けながら」

「片付けながら料理するのが料理上手。食べるときにはキッチンがきれいになっているように」。これは実家で夕飯の手伝いをすると、母から必ず言われていた言葉です。いざ一人暮らしをはじめて小さくて狭い自分のキッチンをはじめて持ったときに、その意味がよくわかりました。ミニマムなキッチンの勝手に慣れず、2〜3品作っただけでその場がごちゃっとしてしまったのです。一生懸命に料理をして、満腹になったあとに大量の洗い物が待っていたら、それだけでなんだかどっと疲れてしまいますよね。料理が面倒に思えてしまう一因だとも思います。そういった理由から、調理中もキリのいいところで使わないものはしまう／洗う意識をいつも頭の片隅に持つようにしています。私

Q 水回り、コンロ回りに置くものって？

A 水回りには包丁、まな板、ボウル、バット、ザル、おろしがね、スケール、計量カップ、布巾。コンロ回りには調味料やフライパン、鍋、鍋ぶた、おたま、ヘラ、ミトン、鍋敷きなどです。

は、加熱調理に入る前には必ず食材をしまい、不要なものは洗ってカゴで乾かします。時間がなければ洗剤で汚れを落としてシンクの隅に溜めておくだけでも違います。

洗い物にも私なりの小さなこだわりがあります。必ずやるのは一年中お湯で洗うこと。水よりも汚れが断然落ちやすく、乾くのも速い。結果的に使う洗剤や水の量も最低限で済みます。洗うときは大きいものから洗って、重ね、上にある小さいものからすすいでいく。そうすれば洗いカゴのスペースにも無駄なく重ねられます。

明日の自分のために、今日を気持ちよく終える

一日の終わりには「**サクッと掃除**」を毎日します。これは「次の日の自分が気持ちよく作業をはじめられる状態」にするための掃除のこと。毎日心地よくキッチンに立つための、心のコントロールとも言えるかもしれません。

とはいえ、一日の終わりはクタクタの状態。私の場合、やることは2つです。ひとつは洗い物の最後にシンクと排水口を洗い流すこと。もうひとつはコンロと作業台、レンジの中をお湯で濡らした布巾で拭き上げること。それだけで、なんだか心が整う気がするのです。

Q 油汚れを手早く落とすコツは？

A 濡らす前にヘラでかいて捨てること。私が愛用しているのは無印良品の黒いヘラ（シリコーンスクレーパー）ですが、調理中に使ったゴムベラなどでもかまいません。

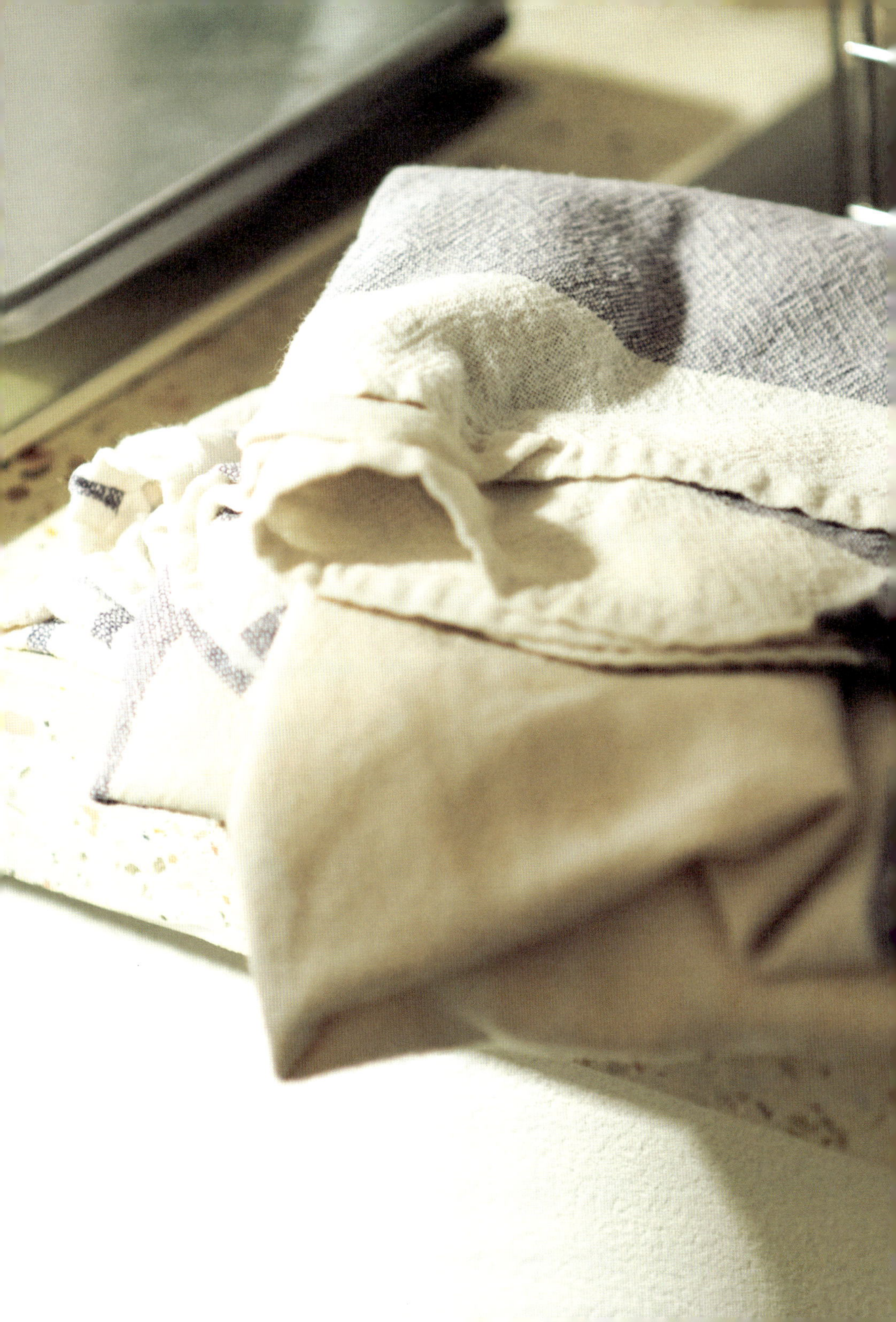

貧血

にんじんのローストマリネ

じっくり焼いたにんじんのやさしい甘み。
甘みをキュッと締める酢の酸味。
パワー不足の体をじんわり満たしてくれます。

材料　2人分

にんじん …………… 2本（320g）

A

| 塩 ……………… 小さじ1/3
| オリーブオイル … 大さじ1

酢…………………… 小さじ1と1/2

粗びき黒こしょう … 適量

作り方

1 にんじんは半分の長さに切り、上半分は縦に6つ割り、下半分は縦に4つ割りする。ボウルに**A**と合わせて混ぜる。

2 冷たいフライパンに、にんじんの断面を下にして並べ、ボウルに残った**A**も回し入れる。ふたをして、弱めの中火で7分蒸し焼きにする。返してさらに3〜4分、焼き色がつくまで蒸し焼きにする。

3 にんじんがやわらかくなったらボウルに戻し、酢、粗びき黒こしょうを加えてあえる。

エキゾチックな味付けにしたいときは、クミンシードをにんじんと一緒にローストしても。カレーの付け合わせにもぴったりです。

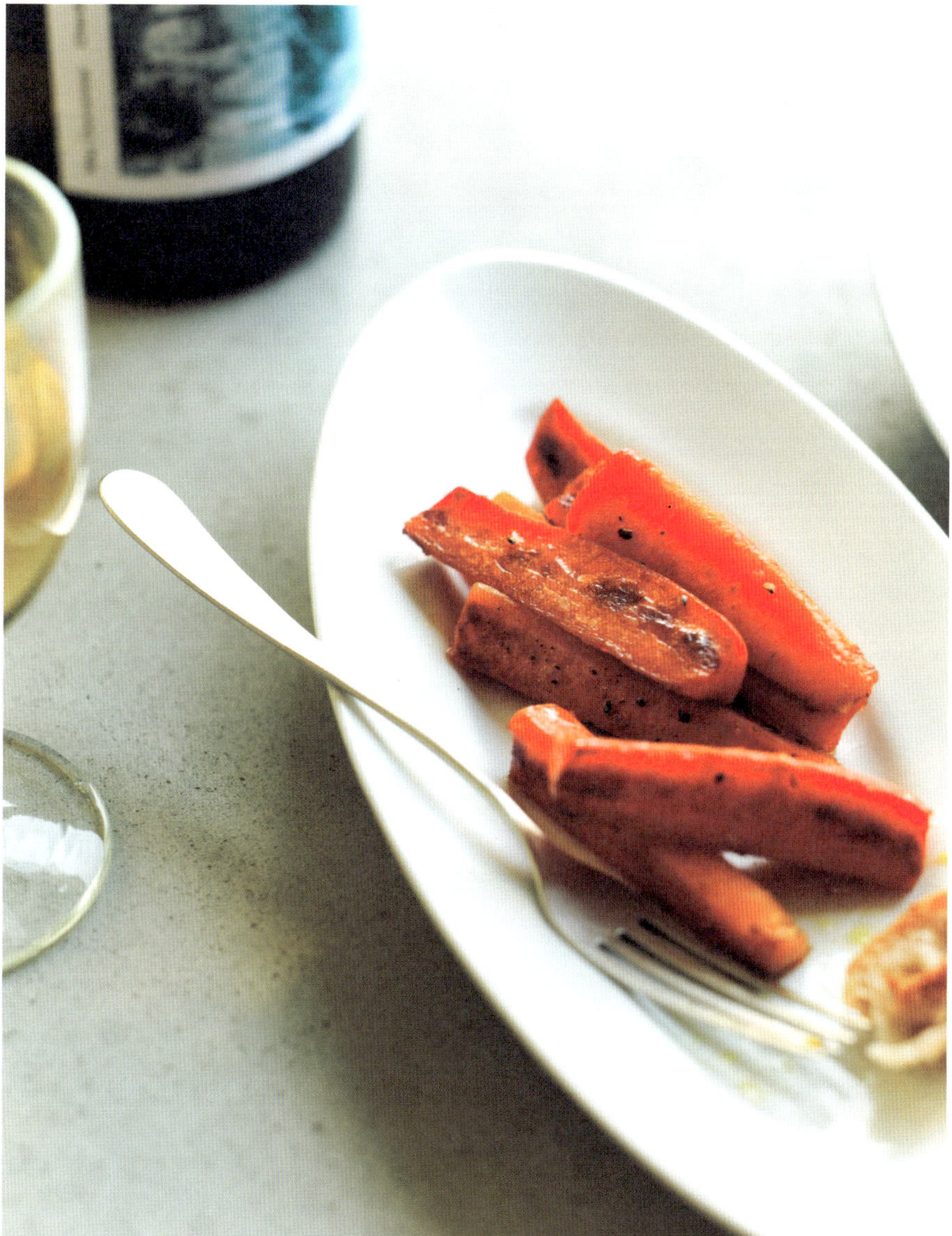

にんじん／貧血

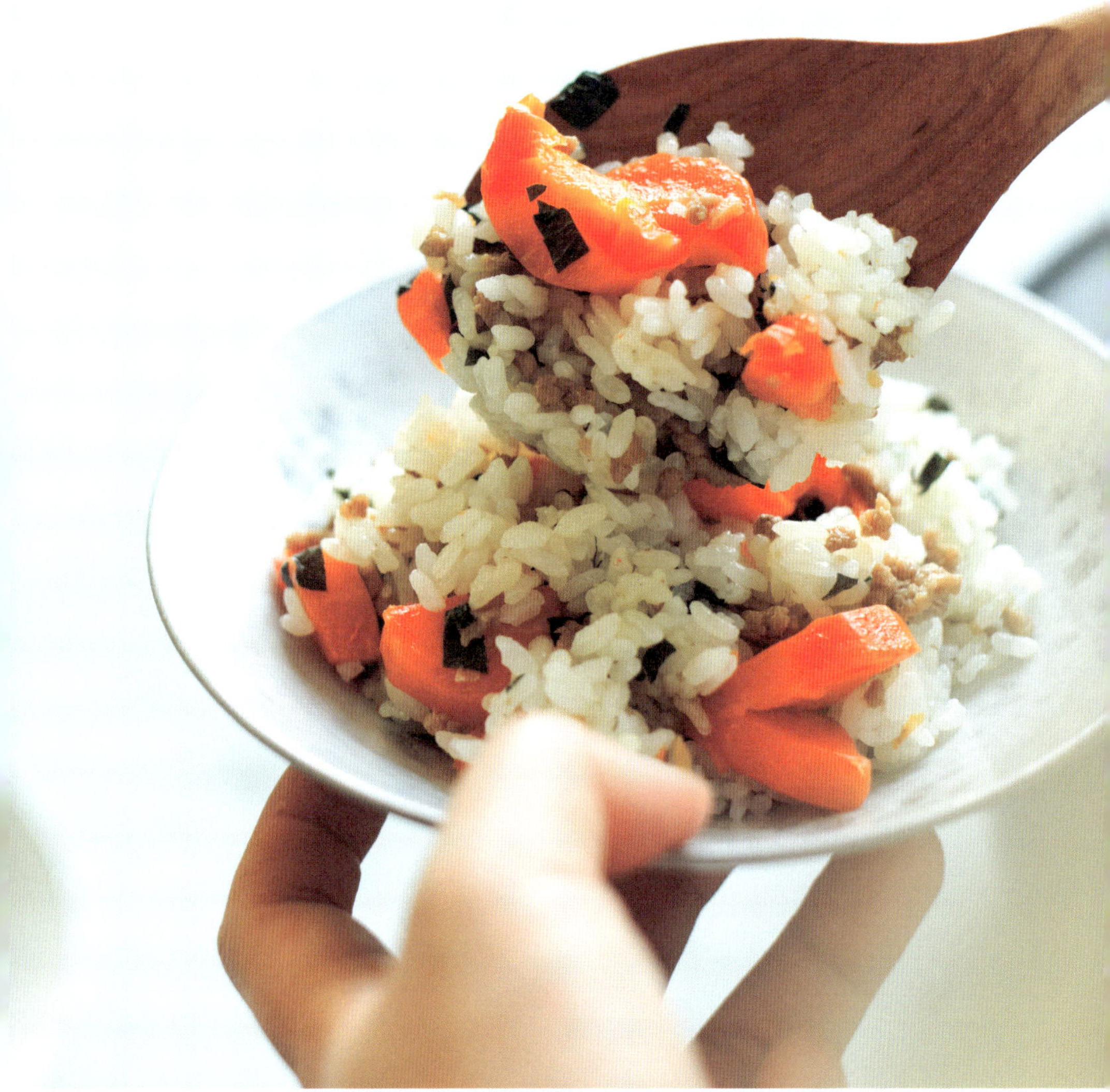

にんじんと甘辛そぼろの混ぜごはん

しっかり煮詰めたそぼろは冷めても味がぼけません。
お弁当にもぴったり、定番にしたい混ぜごはん。

材料　2合分

にんじん	1本（160g）
白米	2合
大葉	5枚
塩	小さじ1/4
豚ひき肉	150g
しょうが	1かけ
A	
しょうゆ、みりん	各大さじ1
酒	大さじ1/2
サラダ油	小さじ1

作り方

1　白米は研いで30分ほど浸水し、ザルにあげて水けをよく切る。にんじんは1cm厚さの輪切り、しょうがはみじん切り、大葉は粗みじん切りにする。

2　炊飯釜に白米、塩、水340ml（分量外）を加えてさっと混ぜ、にんじんを並べて[01]早炊きをする。

3　炊飯の間にフライパンにサラダ油、しょうがを合わせて中火で熱し、香りが出てきたら豚肉を加えて炒める。豚肉の色が8割ほど変わったら**A**を加え、水けが少なくなるまで炒める。

4　**2**が炊けたらにんじんを崩すように混ぜ、**3**を加えてさっくり混ぜる。食べる直前に大葉を加えて混ぜる。

もっとおいしく、もっと楽しく

01

具材はお米の上に

—

ごはんの上に具材をのせると炊きムラにならない。炊飯器でじっくり加熱すれば甘さを引き出せる。

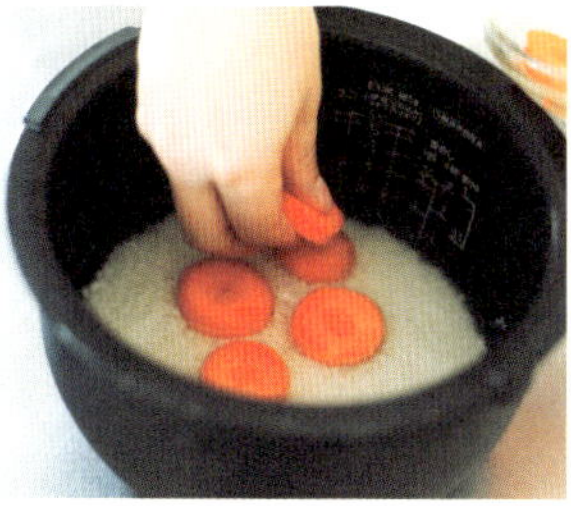

道具選びのコツ、私のおすすめ

なんとなく選んだ道具で、使うたびに小さなストレスを感じてしまうものはありませんか？　色や質感が好みじゃない、使い心地がやや悪い……。使う道具に小さな違和感があったら、気に入るものを見つけたタイミングで手放しましょう。お気に入りならきっと、長く大切にしたくなるはずです。

たくさんある調理器具の中でも、**特にメンテナンスをおすすめしたいのは包丁**です。手入れ次第で快適さが大きく変わります。私の包丁のメンテナンスは2週間〜1か月に1回程度。いつも砥石で研ぎますが、急いでいるときはシャープナーを使うこともあります。包丁が扱いやすいと作業していても安心しますし、自信につながって、いい状態で料理に臨めます。緊張する現場の前日ほどしっかりと包丁を研ぐことも多く、**包丁を研ぎながら心も整えている感覚**です。

研いでいる間は包丁の刃にだけ集中するので、余計なことを考えない時間になり、な

Q　使いやすい包丁ってどんなもの？
A　厚みのあるものを切るときは持ち手が少し重いGLOBALの包丁を、日常使いには軽くて使いやすいタダフサの包丁を使っています。

んだか頭も心もすっきりします。

包丁メンテナンスの目安は**トマトの皮が切れずにすべってしまうとき**。切れない包丁は余分な力もかかるので疲れるうえに危険です。料理が苦手な人ほど包丁を切れる状態にすることをおすすめします。切れ味がよくなると、下ごしらえが気持ちのよい作業に変わります。千切りは軽快にトントントンッと進むし、何より断面が変わる。切ったときにみずみずしい感じがして、食材がよりおいしそうに見えます。

参考までに、私のお気に入りの道具をいくつかご紹介します。

・**丸型の木のまな板**（梅沢木材工芸社のヒバのまな板、照宝のヒノキのまな板）

切ったものが刃をつたっても前後にこぼれにくく、フライパンにも食材を入れやすくて便利です。大小を使い分けています。

・**だしとりあみ**（家事問屋）

だしを濾《こ》す取っ手つきの網です。ペーパータオルがいらないほど目が細かいのに水切れがよく、ザルとしても重宝します。芽ひじきのような食材でも目が詰まりません。

・**テフロン加工の雪平鍋**（遠藤商事）20cm
炒めてから煮るまでが鍋ひとつでできるため、スープ作りや煮物におすすめです。熱伝導がよくお湯もすぐに沸きます。2〜4人分の汁物を作るのにも◎。

・**南部鉄器の卵焼き器**（岩鋳）
蓄熱性が高く、卵焼き器が高温に保たれるので卵がふわふわに仕上がります。しっかり予熱すれば卵がくっつかず、巻きやすいのも特徴です。一人分のおかずを焼くのにもちょうどいいサイズ。劣化しないので何年でも使え、銅より値段もお手頃です。ただ、重さがあるので軽さを重視する人には向かないかもしれません。

・**鋳物のホーロー鍋**（ル・クルーゼやストウブ）
厚手で重さのあるホーロー鍋。ゆっくりと熱が伝わり保温性にもすぐれているので、汁物や煮込みを作ることが多い人は、持っていると重宝します。丈夫で長く使える調理道具のひとつです。キッチンにただ置いているだけでもかわいいのが魅力。

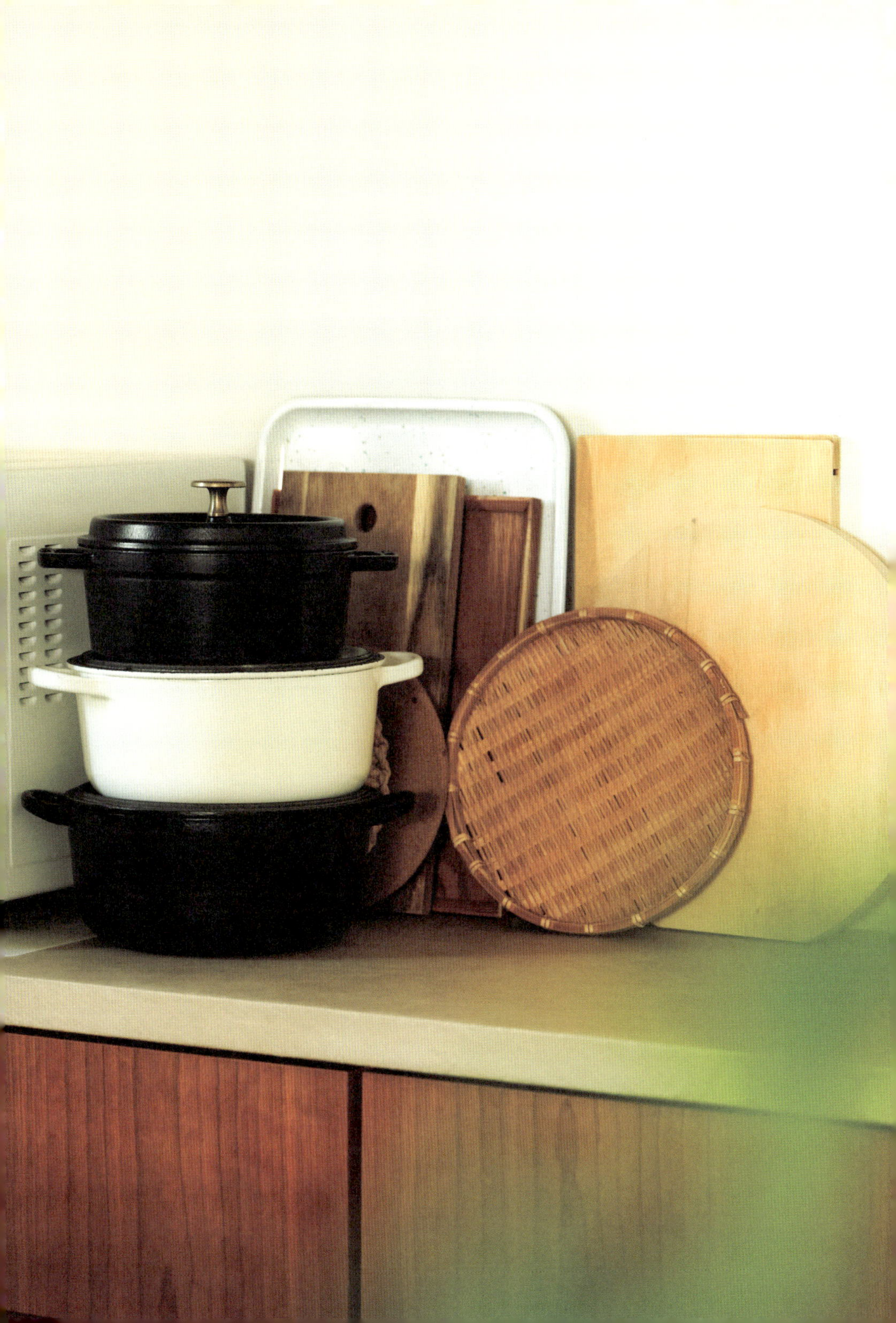

［梅雨］春と夏の間に訪れる雨季。約1か月間

雨がしとしと、体はからっと軽やかに

雨が増え、湿度が高くなる季節。本格的な夏へと向かう間でもあるので、気温の上昇と相まってじめじめと蒸し暑くなります。

この時季は人の体にも水が溜まり、重だるさや食欲減退を感じるようになります。食欲がないからと食べる量を減らしてしまうと夏バテしやすくなるので、梅雨の体に合うものをしっかり摂りましょう。**私は消化の負担となる油分・水分の多いもの、冷たいもの、保湿の傾向にある砂糖の多いものはなるべく控えるようにしています。**

湿気を感じはじめると、意識的に摂るのが瓜類の野菜、とうもろこし、豆です。なかでも好きなのがなす、きゅうり、トマト。

なすは食べやすい大きさに切り、フライパンでやわらかくなるまで蒸し焼きにして水、酢、しょうゆ、砂糖で甘酢漬けにしたり、キーマカレー、タイカレーなどの具材にもよ

Q 体に溜まった水分を排出する食材って?

A きゅうり、なす、トマト、すいかなどの瓜類、あずき、黒豆、大豆などの豆類、のり、もずく、わかめなどの海藻類のほか、とうもろこし、白菜などもおすすめです。

Q 食欲減退にいい、脾《ひ》を強める食材って?

A 白米、黒米、玄米や、さつまいも、里芋、じゃがいも、山芋などの芋類、豆乳、納豆、オクラ、なす、りんごといった消化を強めるものを摂りましょう。

く使います。

きゅうりやトマトはなるべくシンプルに、そのまま塩をつけてかじったり、一口大に切って塩、レモン汁、オリーブオイルであえたりもします。きゅうりはみそと少しのプレーンヨーグルトを混ぜたディップをつけて食べてもおいしいです。

ここ数年気に入っているのがきゅうりを炒めること。存在感が出るようにごろっと乱切りにして、鶏肉や豚肉と合わせてごま油で炒め、しょうゆ、レモン汁、粗びき黒こしょうで味付けをします。生とはまた違った香り、食感が楽しめておいしいですよ。ごはんとも合う主役おかずになり、一度にたくさん食べられます。

とうもろこしは実を白米と炊いたり、せいろで蒸したりしていただきます。

豆も利尿作用のあるものが多く、大豆の水煮をひじきと煮たり、レンズ豆でスープを作ったり、生の枝豆が出はじめると塩ゆでしていただきます。

また、梅雨の間は**体が欲した分だけ水分を摂る**生活を送っています。水の溜まった体は重い水分を運ぶのにエネルギーが必要になり、消化力が弱まります。食欲がないと感じたら栄養素を運ぶ「脾」という臓を強める食材を摂るのがおすすめです。

Q 梅雨に気を付けるべき生活習慣は？
A 余分な水分を出すために意識的にお手洗いに立つようにしましょう。保湿の性質のある乳製品や砂糖類は控えめに。

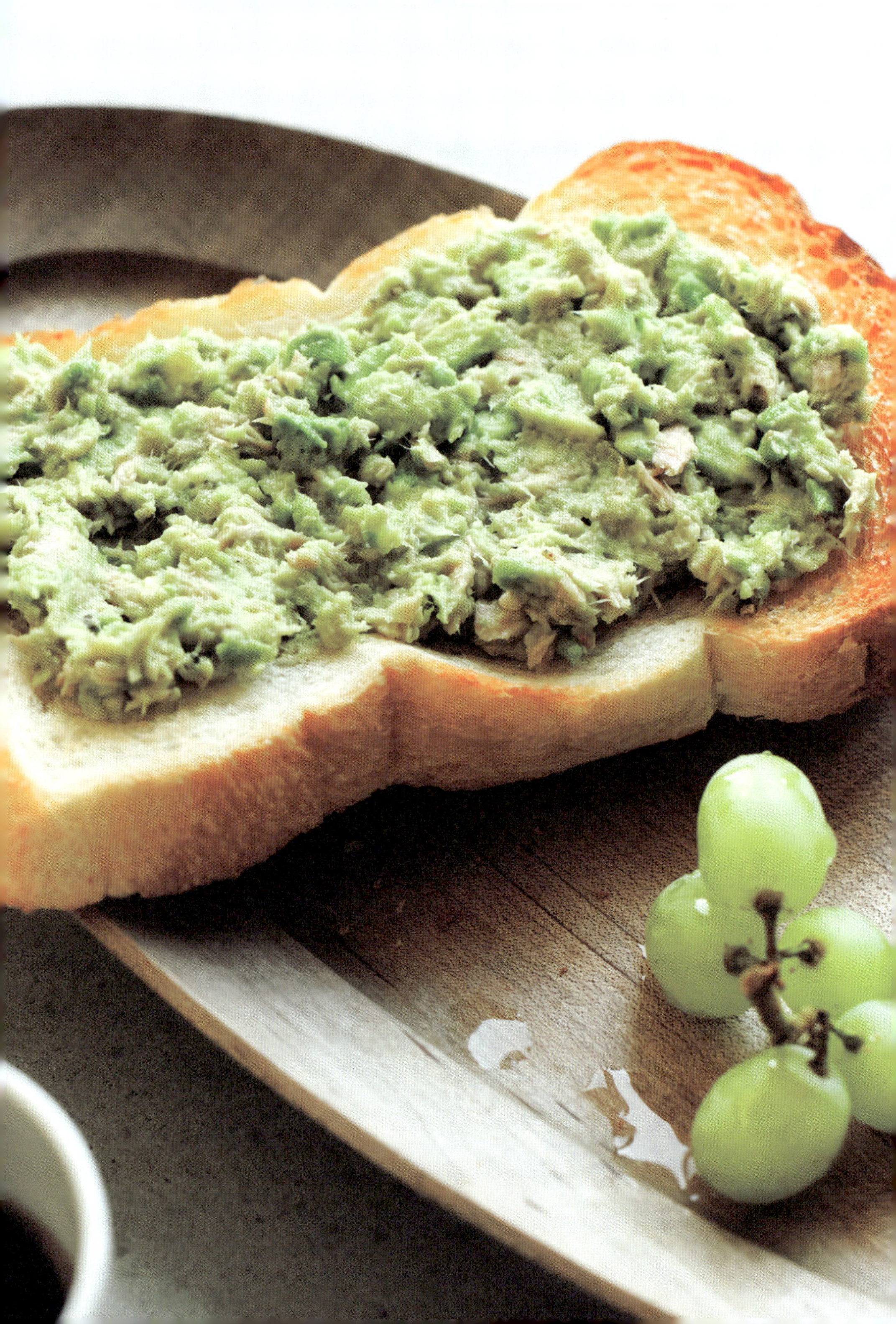

重だるさ

アボカドツナディップ

寝起きの重だるい心と体を
レモンがすっきり軽やかにしてくれます。
クラッカーにのせれば
雨の日の家飲みおつまみにも。

材料　2人分

アボカド ……………… 1個
ツナ缶 ………………… 1缶

A
レモン汁………… 大さじ1/2
（なければ酢でも可）
塩 ……………… ふたつまみ
粗びき黒こしょう… 適量
食パンやバゲット … お好みで

刻んだ柴漬けやたくあんにクリームチーズを加えて混ぜると、食感のアクセントがついてひと味違ったおいしさに。

作り方

1 アボカドの皮と種をのぞいて適当な大きさに切る。ツナ缶は缶汁を切る。

2 ボウルにアボカドを入れてフォークで粗くつぶす。ツナ缶、**A**を加えて混ぜる。お好みでトーストした食パンやバゲットにのせて食べる。

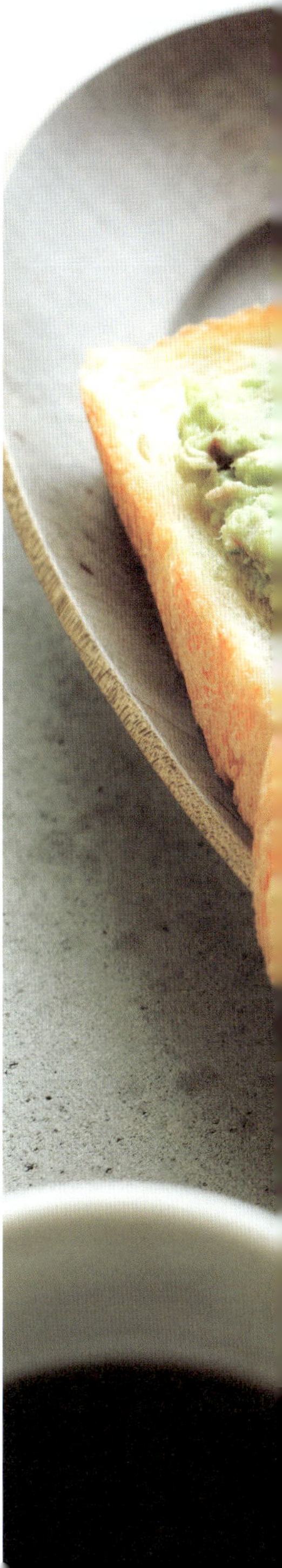

材料　2人分

あたたかいごはん … 2杯分
アボカド …………… 1個
鶏ひき肉 …………… 200g
大豆の水煮 ………… 120g
玉ねぎ ……………… 1/2個（100g）
しょうが …………… 1かけ
にんにく …………… 1かけ

A
トマトケチャップ … 大さじ2
酒、カレー粉 …… 各大さじ1

B
水 ………………… 150ml
中濃ソース ……… 大さじ1/2
塩 ………………… 小さじ1/3
粗びき黒こしょう … 少々
サラダ油 ………… 大さじ1

作り方

1 アボカドは2cm角に切る。玉ねぎ、しょうが、にんにくはみじん切りにする。

2 フライパンにサラダ油を中火で熱し、玉ねぎ、しょうが、にんにくを加えてきつね色になるまで炒める。ひき肉を加えて色が変わるまで炒め、**A**を加えて炒める[01]。

3 大豆の水煮、**B**を加えて煮立ったらふたをして弱火で10分煮る。アボカドを加えて弱めの中火で2〜3分、混ぜながら煮る。ごはんとともに器に盛り、粗びき黒こしょうをふる。

もっとおいしく、もっと楽しく

01

炒めて香りとコクを出す

—

カレー粉とケチャップを先に炒めると、カレー粉の香りが立ち、トマトケチャップの酸味が飛んでコクが出る。

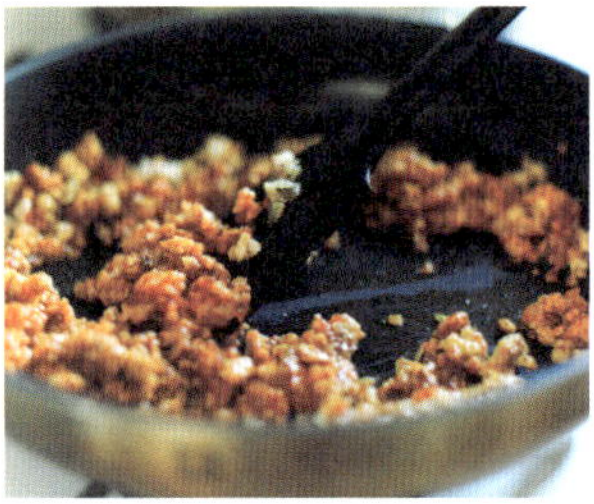

アボカドと大豆のチキンキーマカレー

ルウを使わないカレーは
素材のおいしさを
全身で感じられる至福ごはん。
お腹も心も満たすのに食べ心地は軽め。

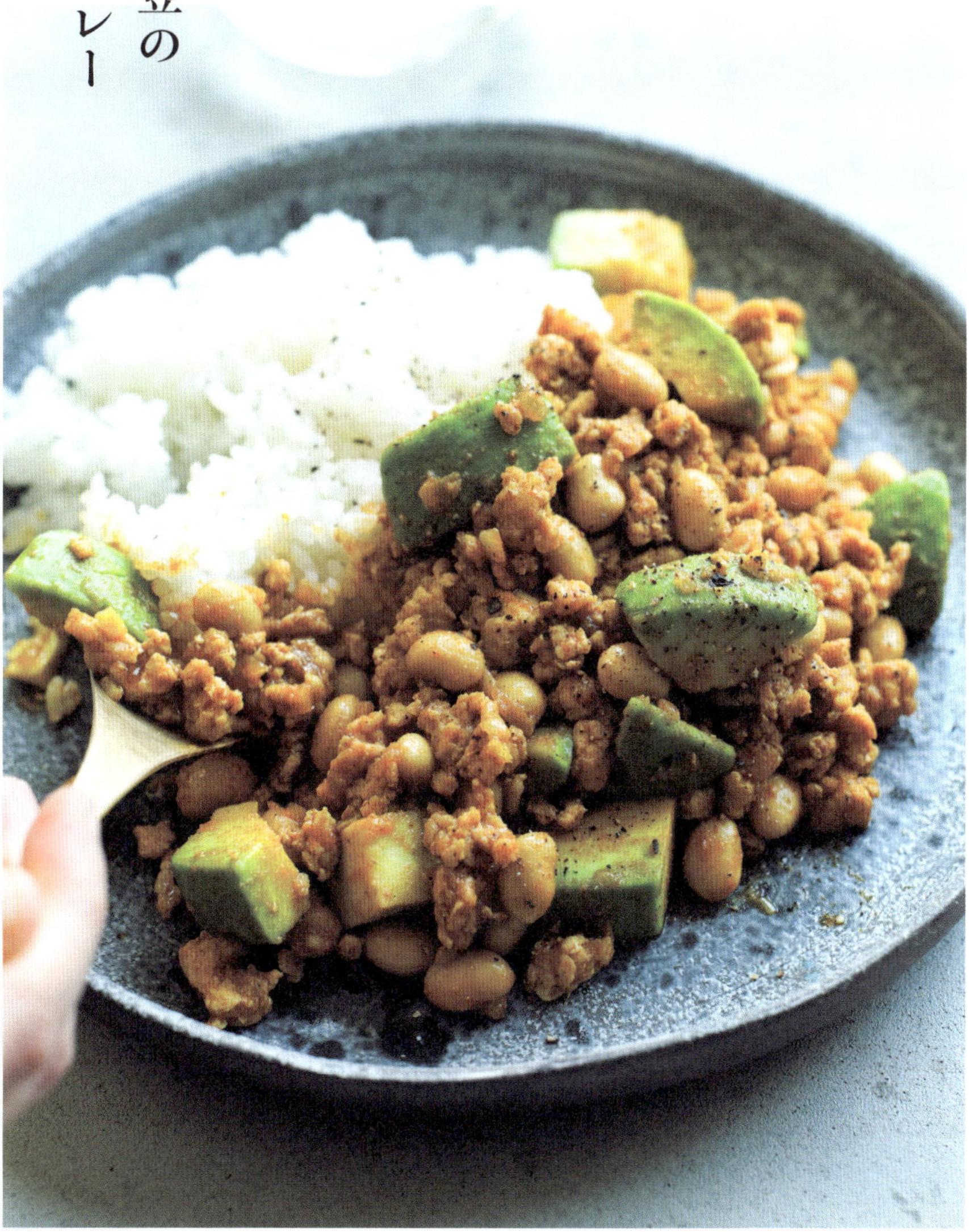

毎日の料理は地味でいい

日々の家庭料理は点ではなく線です。余った材料や賞味期限を見て、いまあるものを活用しながら今日作るものを考える。そんなふうに日々の料理を作ることってありませんか？　わが家ではそんなとき、よくカレーかスープを作ります。仕事柄レシピを作るときは厳密にグラムを計って料理を作るので、野菜のかけら、ひき肉数十グラムなど、半端な量の食材が余ることがあるんです。

カレーのときは半端な食材に加え、玉ねぎ、にんにくとしょうが（どちらかでも）、トマト（缶やケチャップでも）、カレー粉さえあればおいしく作れます。

具材を食べやすい大きさに切り、にんにく・しょうが・玉ねぎ→トマトの順によく炒める。水分とともに辛みや酸味が飛んでコクが出て、味も凝縮します。ひき肉ならこの時点で一緒にしっかり炒めれば、臭みの軽減にもなります。そこに塩、カレー粉を加えてさっと炒め、スパイスの香りを立たせたら水、具材を加えて煮ます。冷蔵庫に余っ

Q 余ったトマト缶はどう保存する？

A ジップロックに入れて薄く広げて伸ばし、バットに寝かせて冷凍するのがおすすめ。薄い分、冷凍も解凍も速く、とっても便利！

ているヨーグルトや牛乳を加えればまろやかになるし、塩でも十分ですがしょうゆやソースを加えれば味が引き締まります。

スープは鍋いっぱいになるほどの具材を小さめに切って炒め、かさが減るくらいくったりしたら水と塩を加え、ふたをして弱火で20分ほど煮るだけです。

このときにできれば入れたいのが、次の2つの要素。動物性のもの（半端な肉、ベーコン、ツナなど）と、トマト、きのこ類、昆布のいずれかひとつ。私は特にトマトを使うのが好きなのですが、きのこはいつも冷凍保存してあるし、昆布もストックしてある常備食材です。**トマト、きのこ、昆布など、グルタミン酸といううまみ成分が豊富な食材は、動物性食材と掛け合わせるとうまみが倍増するのです。**

半端な食材がざっくばらんにたくさん入るほど奥深い風味が出て、塩だけなのに十分おいしいスープが出来上がります。

その時々の具材の顔ぶれで味が変わるので、「今日の食材だとどんなものになるかな」といつも楽しみに思ったりします。偶然の産物なのでレシピにはできない、けれどもわが家の定番料理。具だくさんのやさしいスープは心がほっとする家庭の味です。

大切なのは、こんなふうに毎日をつなぎながら料理していくこと。日々の料理は「**あるもので作る**」。これで十分です。そもそも日本の調味料は茶色いものが多く、加熱すれば食材の色が褪《あ》せることもあるので、地味な仕上がりになりやすいのです。SNSには美しい料理がたくさん並んでいますが、**心と体にやさしい料理は、見た目に関係なく作れます。**

盛り付け次第で、地味な料理もごちそうに

「でもときどきは映えるごはんを作りたい！」。そういったときに使える、少しの工夫でおいしそうに見せられる盛り付けのコツをお伝えします。

出来立ての料理を、つい勢いよく盛り付けてしまうことはないでしょうか。でも、一生懸命作った料理です。ひと呼吸おいて盛り付けてみましょう。

料理をおいしそうに見せるコツは**立体感と余白**です。なるべく山形に、中央が高くなるようにふんわりと盛り付けます。**立体感が出ると料理はおいしそうに見えます。**ワンプレートに添え野菜とメインを盛り付けるときも、隙間を作らずなるべく中央にぎゅっと寄せます。フライは添え野菜に立てかけ、手前が低くなるように。

お皿を選ぶときは、余白を作れるサイズのものを選ぶこと。**余白があると料理が際立ちます。**高級レストランでは大きなお皿にちょこんと料理がのっていて、ボリュームたっぷりな町中華ではお皿いっぱいに盛り付けられていますよね。盛り付けるお皿との余白

のバランスひとつで、印象は大きく変わります。

また、**盛り付けやすい器を選ぶこと**もポイントです。おすすめは少し深さのある器とリムのある器（周りに一段上がったふちがあるもの）。深さのある器は立体的に盛るときのバランスがとりやすく、リムがある器は自然と余白が生まれます。

食卓に出す前には、お皿のふちの汚れを拭き取ります。ていねいな仕上げは、たとえ地味なお料理でも、よりおいしそうに見せてくれるはずです。

ちゃんと、味見する

料理が苦手、という人からときどき聞くのが「味見をしない」ということです。理由は「味見をしても修正方法がわからない」から。

これって実はもったいないことだと思うのです。でも、その気持ちもわかります。料理を仕事にしている私だって、時には味見をしても「さて、ここからどうしよう……」と悩むことはあります。味見を何度もしすぎて、「これってどの状態がおいしかったんだっけ?」と迷宮入りすることもあります。

それでも必ず味見をします。味見をしたほうが確実においしくなるからです。

料理が苦手な人ほど、しっかり一口分、食べてみましょう。少量を食べるよりもずっとわかりやすいですよ。完成後に調整しにくい料理なら途中で食べてみてください。

修正できるか不安な人は、まずは控えめに味付けをしてみましょう。濃いものを薄めるよりも、あとから調味料を足すほうが失敗しません。

Q どのタイミングで味見するといい?

A 基本的には完成時です。完成時では崩れてしまう、または修正が難しい料理なら途中段階で。例えば、茶碗蒸しや卵焼きは加熱前の卵液の状態で少しなめてみます。加熱すると味を感じやすいので、卵液の時点では気持ち薄めなくらいがベスト。餃子やハンバーグの肉だねなら、一口分だけ先に焼いてみるのも◎。

ただし、控えめといっても調味料だけをレシピの半分にしてしまうとすごく薄味になるので、ほんの気持ち控える程度でかまいません。

塩、しょうゆ、みそ、ナンプラーなど、塩味の柱になるようなものはもう十分に入っている（つまりちゃんとしょっぱい）のに、なんだか味が決まらない。そんなときはほんの少量、酸味あるいは甘みを足してみてください。もちろん料理によるのですが、傾向として酸味は味に輪郭を与えます。ぼやけた味がキリッと引き締まります。一方で、甘みはコクを引き出し、しょっぱさの角をとって全体を丸くまとめてくれます。

「味見をしても正解がわからない」。そんなときがあっても大丈夫です。「日々味見をする」。それ自体が経験の積み重ねになり、たとえ失敗に思う日があっても次回作るときのひとつの指標となるからです。

味見をすることは、未来の自分のためにできる成功への第一歩。特別な道具や食材がなくてもいますぐにできる、料理上手への近道だと思います。

スーパーはセルフファーマシー

季節や体調に合わせて食材を選ぶのが「薬膳」だとお伝えしました。調理法や料理のジャンルよりも、大切なのは「何を」食べるかです。

そうなると、重要なのは料理をする前の「買い物」ですよね。スーパーで買うものを季節や体調に合わせて選べたら、薬膳はほとんどできているも同然と言えます。自宅の冷蔵庫が体に合うものだらけになるのですから。私にとって、**スーパーはセルフファーマシー。体によいものを自由に選べる場**なのです。

スーパーで買える食材の中で特におすすめなのが、**薬としても使われているもの**です。実は身近な食材にも漢方薬に使用されているものがいくつかあります。「食べられる生薬」なので、薬局に行かなくても、お医者さんにかからなくても、手軽においしく生薬が摂れます。

加えて体によい季節の食材も取り入れましょう。これらを意識的に食べていれば、季節変化による体のゆらぎをなだらかにして不調なく過ごせます。

私の「お守り食材」は山芋、くるみ、しょうがと長ねぎです。

山芋は疲労回復とアンチエイジングの最強食材。疲れているときはとろろにしていただきます。山芋の皮をむいてすりおろす。しょうゆをさっとひと回しして、卵、わさびを入れて混ぜ合わせ、ほかほかのごはんにかけるだけ。

ほかにも煮物にしたり、炒めたり、素揚げにするのも好きです。使い方に迷う場合は、じゃがいもの代用としてイメージしてみてください。一口大に切ってラップをし、レンジでやわらかくなるまで加熱。つぶしてポテトサラダにしたり、肉じゃがやカレーを作ってみたりしましょう。じゃがいもよりも煮崩れしにくく、生食できるので火の通りに過敏になる必要もない、実は扱いやすくて料理初心者の方にもおすすめの食材なんです。

くるみはアンチエイジングや冷えによい食材です。粗く刻んで野菜とあえたり、炒め物のアクセントにしていただきます。

冷えからくる風邪の引きはじめや予防にはやっぱり、しょうがと長ねぎ。季節の変わり目や、ゾクッと悪寒を感じたときに加熱していただくのが定番です。

Q 山芋、くるみ、しょうが・ねぎをお守りとしている所以《ゆえん》は？

A 山芋は山薬《さんやく》、しょうがは生姜《しょうきょう》・乾姜《かんきょう》、くるみは胡桃肉《ことうにく》という名で生薬として使われています。くるみは腰やひざの倦怠感、頻尿、物忘れ、便秘などにもよく、不調を抱える女性の味方のような食材です。

Q 慢性的な冷えにおすすめなのは？

A 冷えが慢性的な人はシナモンがおすすめ。桂皮《けいひ》という冷え性に使われる生薬でもあり、じんわりと持続的に体をあたためます。紅茶と合わせたり、肉料理、フルーツとの相性が◎。

焼きなすのだししびたし

むくみ　食欲不振

とろけるなすのコツは蒸し焼き。体に溜まった水のめぐりを促す食材だから体も軽やかになります。

材料　2人分

なす…………………… 3本（240g）

A
- だし …………… 150ml
- しょうゆ、みりん… 各大さじ1と1/2
- 酒 ……………… 大さじ1

サラダ油 …………… 大さじ2

作り方

1　小鍋に**A**を合わせて中火にかけ、沸いたら30秒ほど煮立たせる。

2　なすは縦半分に切り、皮面に斜線状に浅く切り込みを入れ、長さを半分に切る。フライパンにサラダ油を中火で熱し、なすを皮面から加え、ふたをして3分加熱する。なすを返し、ふたをしてさらに3分蒸し焼きにする。

3　保存容器に**1**、**2**を熱いうちに合わせてなすをひたし、表面に密着するようにラップをして20分ほどおく。

そうめんとの相性は抜群。サラダ油をごま油に替え、酢小さじ2を**A**に加えると中華風の味になります。ごはんにのせてもおいしい！

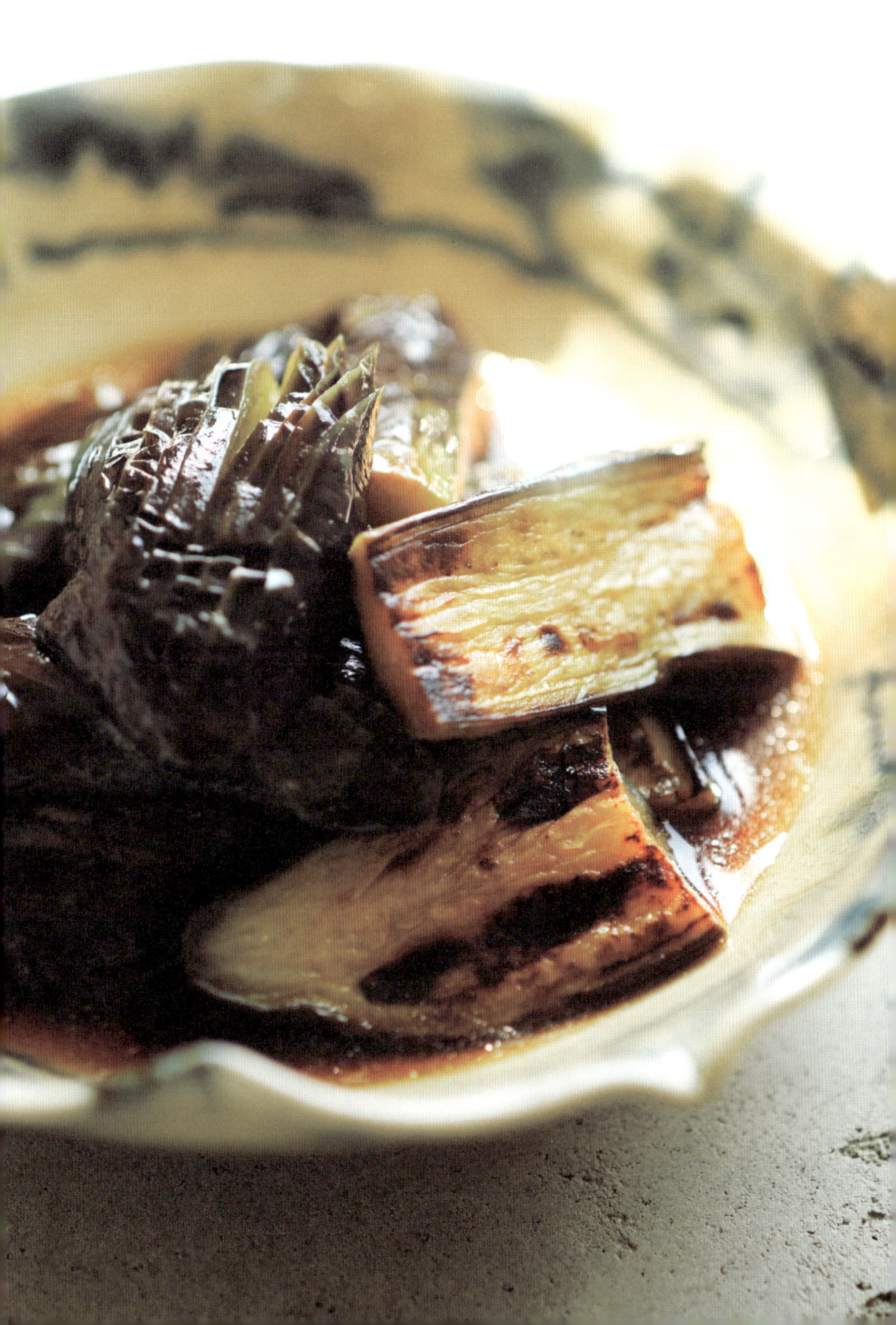

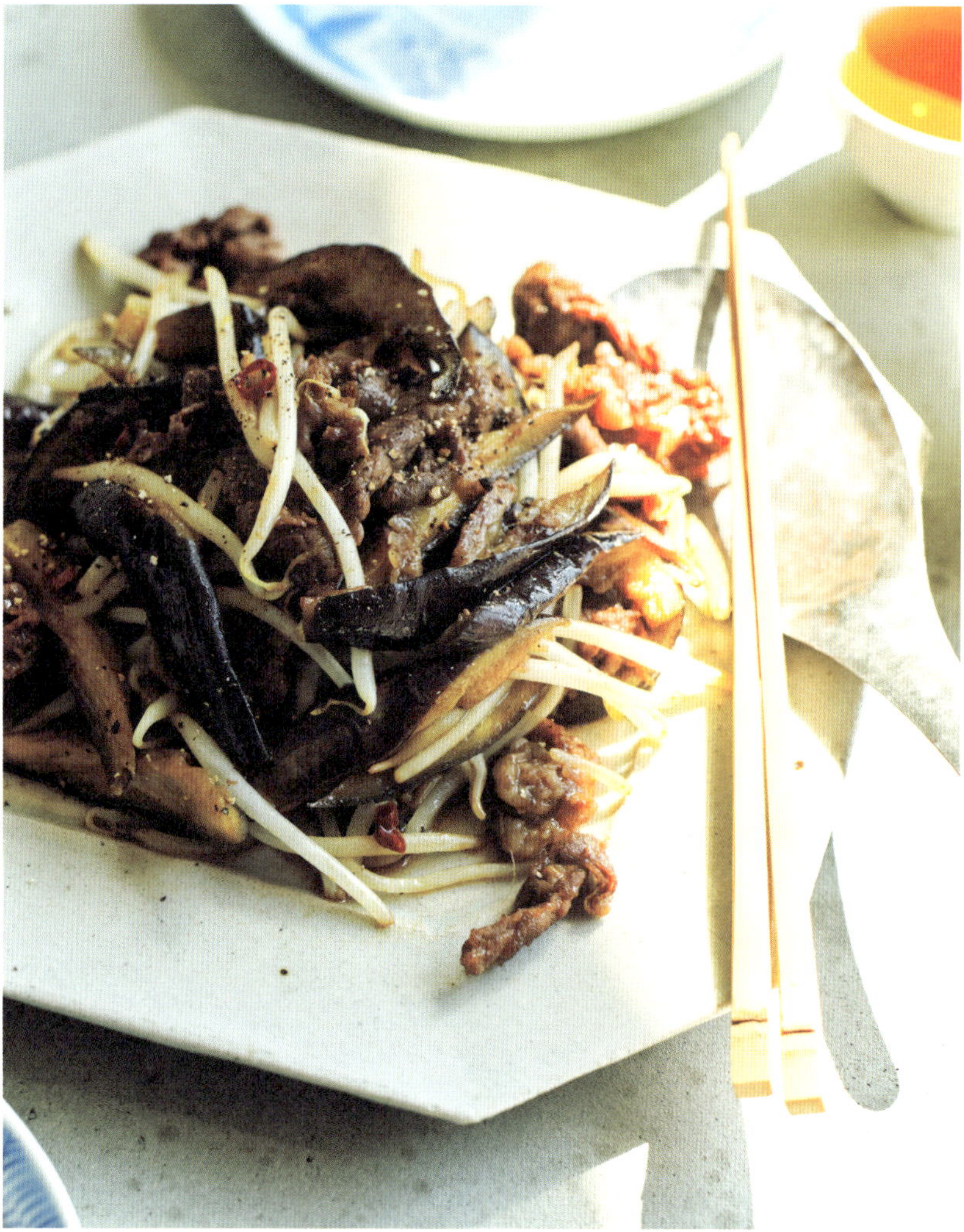

なすと牛肉、もやしの甜麺醤炒め

うまみを吸ったなすが何よりおいしい。
お肉に片栗粉をもみ込むことで、
甘辛いみそがしっかり絡みます。

材料　2人分

なす……………………　3本（240g）
牛切り落とし肉　……　100g
酒、片栗粉…………　各小さじ1
緑豆もやし　…………　1/2袋（100g）

A
にんにく（すりおろし）
……………………　小さじ1/4
甜麺醤　…………　大さじ1
しょうゆ…………　大さじ1/2
砂糖　……………　ふたつまみ

唐辛子（輪切り）　…　1本分
粗びき黒こしょう　…　適量
ごま油………………　大さじ1/2

作り方

1　なすはヘタを落として6つ割りにし、ななめ半分の長さに切る。もやしはひげ根が気になるときはのぞく。**A**は合わせておく。牛肉は酒、片栗粉をもみ込む。

2　フライパンにごま油を中火で熱し、なすを皮面から加える。ふたをして弱めの中火で3分蒸し焼きにする[01]。なすを片側に寄せ、空いたところで牛肉を炒める。牛肉の色が変わったら、**A**、唐辛子を加えて全体を炒め合わせる。

3　調味料が全体になじんだら、もやしを加えて強めの中火で1分半ほどさっと炒める[02]。器に盛り、粗びき黒こしょうをふる。

もっとおいしく、もっと楽しく

01
なすは蒸し焼きにする
—
ふたをすることで、少ない油でもとろりと火入れできる。

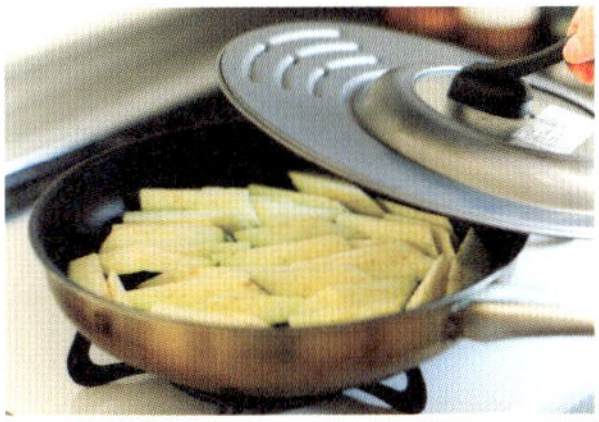

02
もやしはさっと炒めて
—
水っぽくならないよう、もやしは最後に加えて短時間で炒める。

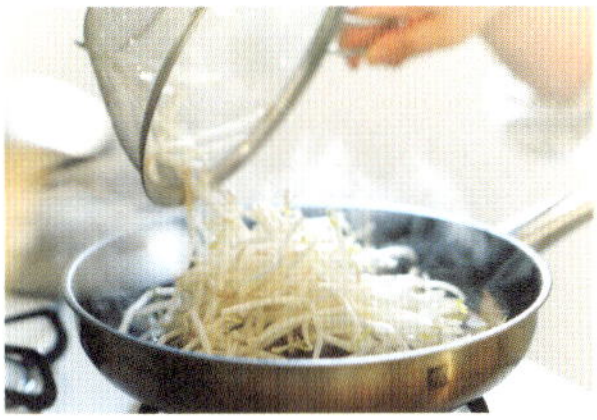

冷蔵庫のデトックス

わが家の冷蔵庫にはいつも食材がたくさん入っています。仕事に使うものが大部分を占めていて、撮影が終わる頃にはいろいろな食材が少しずつ余る。しおれた食材を冷蔵庫の奥からある日発見……、なんてことも起きていました。

そういった無駄をなるべく出さないため、**先に使いたいものはひとまとめにする**よう心がけています。冷蔵庫の決まった場所に置くでもいいし、大きいタッパーや袋にまとめてもいいと思います。

とにかく優先したいものを目に入る場所にまとめる。すると気付かずに傷んでしまうことも避けられます。

さらに、仕事の合間で定期的にするのが**冷蔵庫のデトックス**。半端な食材をごそっと出して、何を作るか考えます。

Q 冷凍に向いている食材って?

A 肉、魚、ゆでた青菜、ほぐしたきのこや油揚げなど。空気に長く触れると冷凍焼けしやすくなるのでなるべく空気を抜いて密閉します。

48ページでご紹介したカレーやスープはその定番ですが、ポイントは凝った料理にしないことです。ほかにもみそ汁、あえ物、浅漬けなど。どんな食材でも作りやすい、あるいは次の日に持ち越してもおいしい料理にします。

味のレパートリーはなるべく考えません。余った食材を、よく作る味にあてはめていきます。

冷蔵庫のデトックスをすると空間に余白が生まれ、薬膳で大切だとお伝えした「食材選び」がスムーズにいきます。「そろそろスーパーに行こうかな」と思ったときは、まず冷蔵庫の中をデトックスしてから行くのがおすすめです。

「食材を使い切れない」という悩みもよく聞きます。そんなときは素材によって冷凍や塩漬けなど、なるべく手間がなく、使うときに応用しやすいシンプルな保存法を活用しましょう。

Q 塩漬けに向いている食材って?

A キャベツ、きゅうり、大根、白菜など。ざく切りにして塩でもんでおきます。使うときはしぼる、または水でさっと洗う。大根や白菜は出た水分もおいしいのでスープにしても。肉や魚を塩漬けにするとタンパク質が分解され、やわらかくなり、うまみが凝縮しておいしくなります。

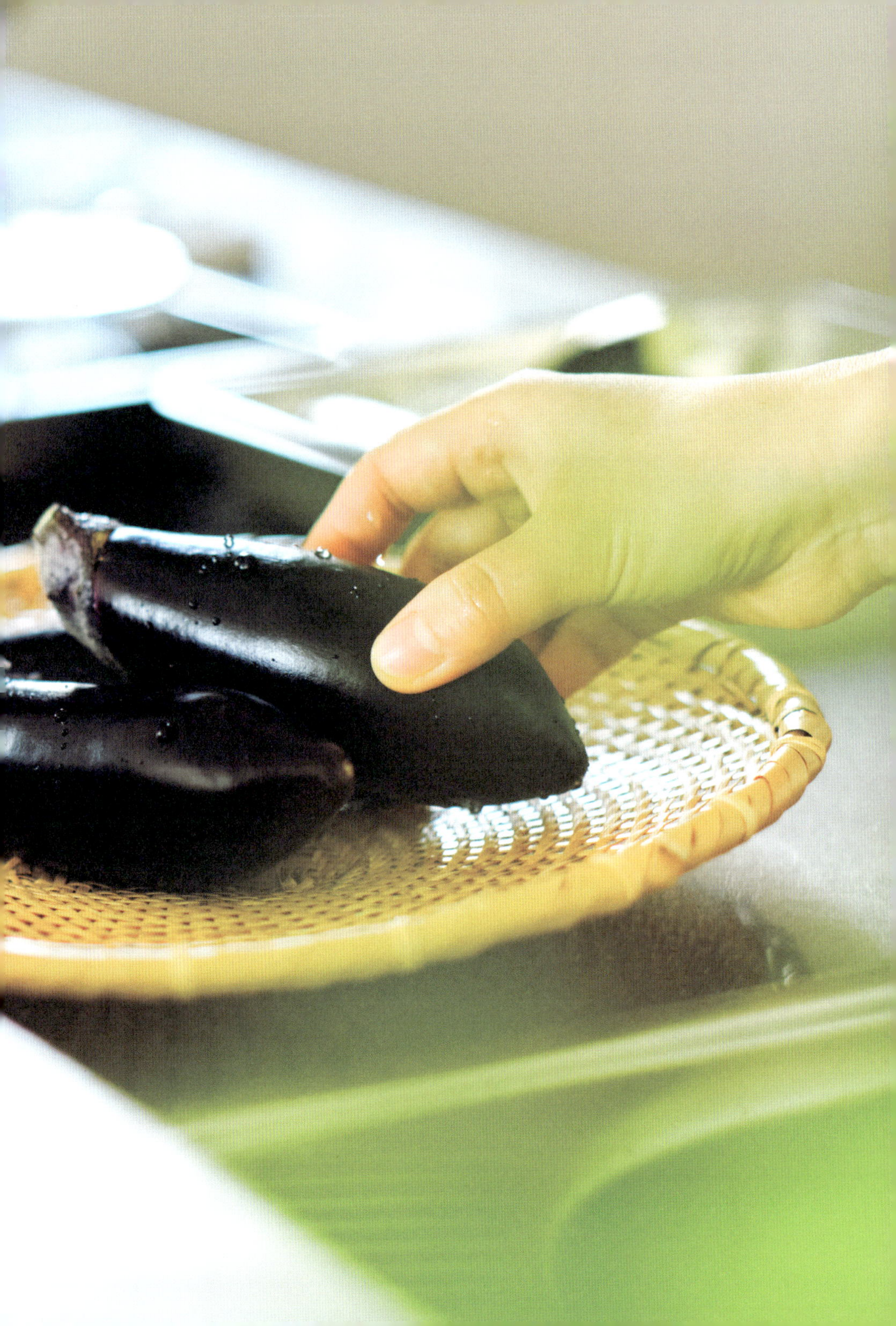

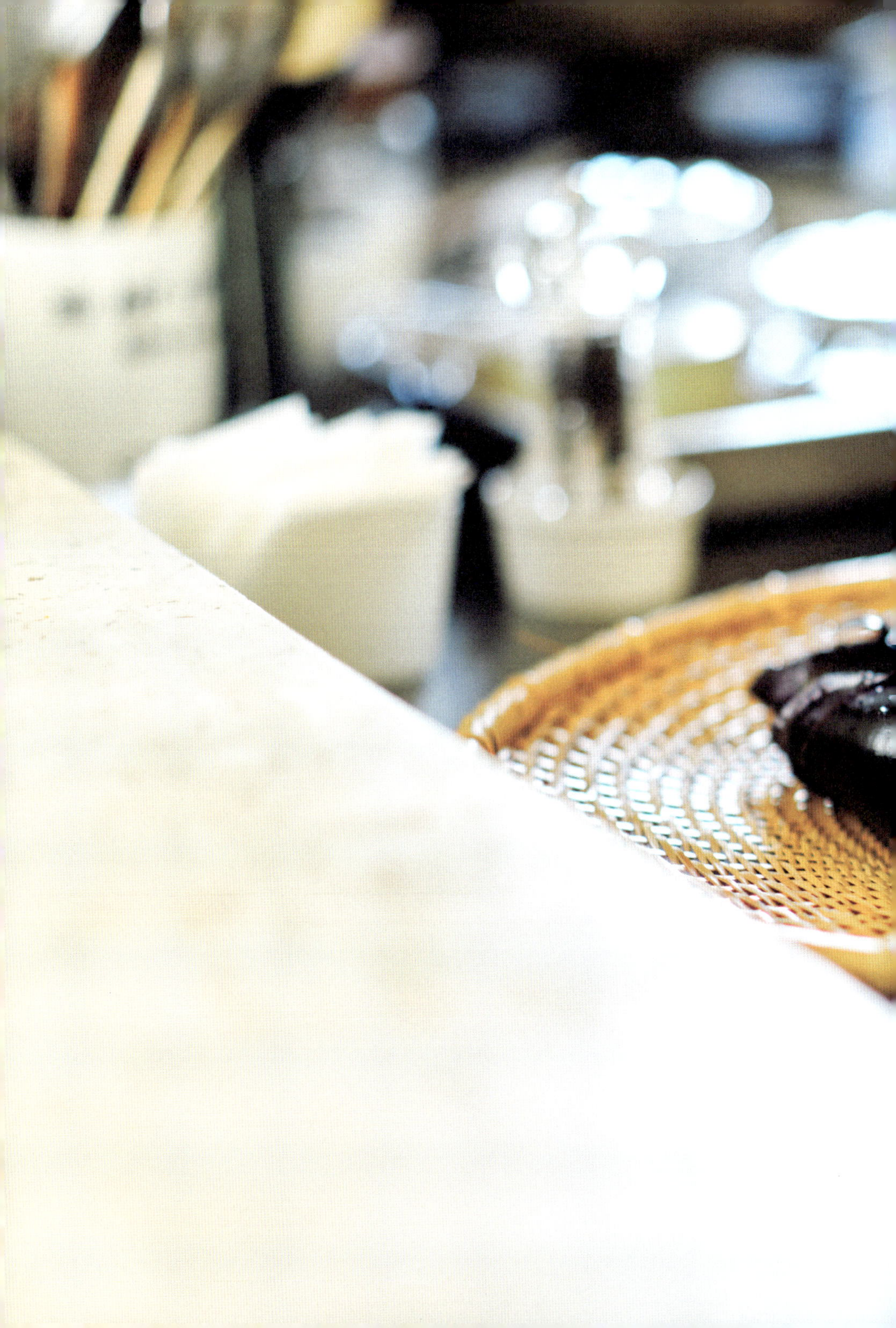

［夏］立夏（5月初旬）〜立秋（8月初旬）までの約3か月間

太陽じりじり。汗とエネルギーを放出

夏は気温、日の長さともにピークを迎える季節。厳しい暑さが続き、汗と一緒にエネルギー（気）も体の外に出ていくため疲れやすくなります。夏バテもしやすいうえに、冷房の効いた室内と室外の気温差で自律神経もやられがちです。

また、夜が短くなるので眠りが浅く、朝もすっと目覚めやすくなります。これは自然なことなので気にする必要はありませんが、眠れず体がしんどさを覚えるほどになると注意が必要です。

この時季に食べたいのは、**体内の水分を作るもの、余分な熱を冷ますもの、精神を安定させて眠りをよくするもの。**

私の夏の相棒は、ほてった体を冷まして水分を作ってくれる**トマト**。食べ方はいたってシンプル。切って塩、オリーブオイルだけで食べたり、時にはそのままがぶっと丸か

Q 寝づらい夜を乗り越える食材って？

A 玄米、春菊、卵、ジャスミン、ラベンダーなどです。スパイス料理は覚醒するので寝る前は控えられると◎。

Q 水分を作り、熱を冷ます食材ってどんなもの？

A 豆腐、きゅうり、ズッキーニ、トマト、アスパラガスなどです。水分を補うならオクラ、卵、ヨーグルト、梨もおすすめ。熱を冷ますなら、キャベツやごぼう、豆苗、緑豆もやし、すいか、苦瓜もおすすめです。

じりです。旬の完熟トマトはそれで十分おいしい。

味付き卵も仕込みます。卵は体をうるおし、心を安定させて眠りをよくします。好きな食べ方は塩卵。『基本調味料で作る体にいい作りおき』（主婦と生活社・刊）でも紹介しているレシピです。

鍋にたっぷりのお湯を沸かして冷蔵庫から卵を4つ取り出し、割れないようにそっと入れる。ときどき転がしながら弱めの中火で好みの加減にゆでる。よく冷えた氷水にとって冷ましながら、殻全体に軽くひびを入れる。ポリ袋に水400mlと塩小さじ4を入れて混ぜ、卵を殻付きのまま加えて袋の口を閉じ、冷蔵庫でひと晩おけば完成です。卵全体にまろやかな塩味が付いていてとてもおいしい、自信作のひとつです。

夏は湿気も混じって重だるさを伴います。梅雨の水分代謝を促す食材（42ページ参照）もおすすめですし、夏バテで力が出ないときにはエネルギー（気）を補う米類や芋類、肉類、甘酒、ココアなどを摂りましょう。

Q おいしいトマトの見分け方って？
A 赤が濃くてきれいなものがおすすめです。お尻に白い星模様が入っているものは味が濃くておいしいと言われています。

Q 卵のベストなゆで時間って？
A 半熟なら7分半〜8分、固ゆでなら12分を目安にゆでます。

暑さ対策　夏のほてり　寝つきが悪い

ズッキーニの浅漬け

さっぱりしているのに昆布のうまみでコク深い。
食欲が出ない暑い日に、
パクッと食べて元気を出して。

材料　作りやすい分量

ズッキーニ ………… 1本（180g）
昆布…………………… 5cm角

A

水 ……………… 大さじ4
酢 ……………… 大さじ2
砂糖 …………… 小さじ2
塩 ……………… 小さじ1/2

作り方

1　ズッキーニは1cm厚さの輪切りにする。

2　ジッパー付きの袋に**A**、ズッキーニを合わせてもみ、塩と砂糖が溶けたら昆布を加えてなじませる。空気を抜いて密閉し、冷蔵庫で3時間ほどつける。

ジッパーの空気をなるべく抜いて、そのまま冷蔵庫で4〜5日保存可能。千切りのしょうがを一緒に漬けるとより清涼感が出ます。

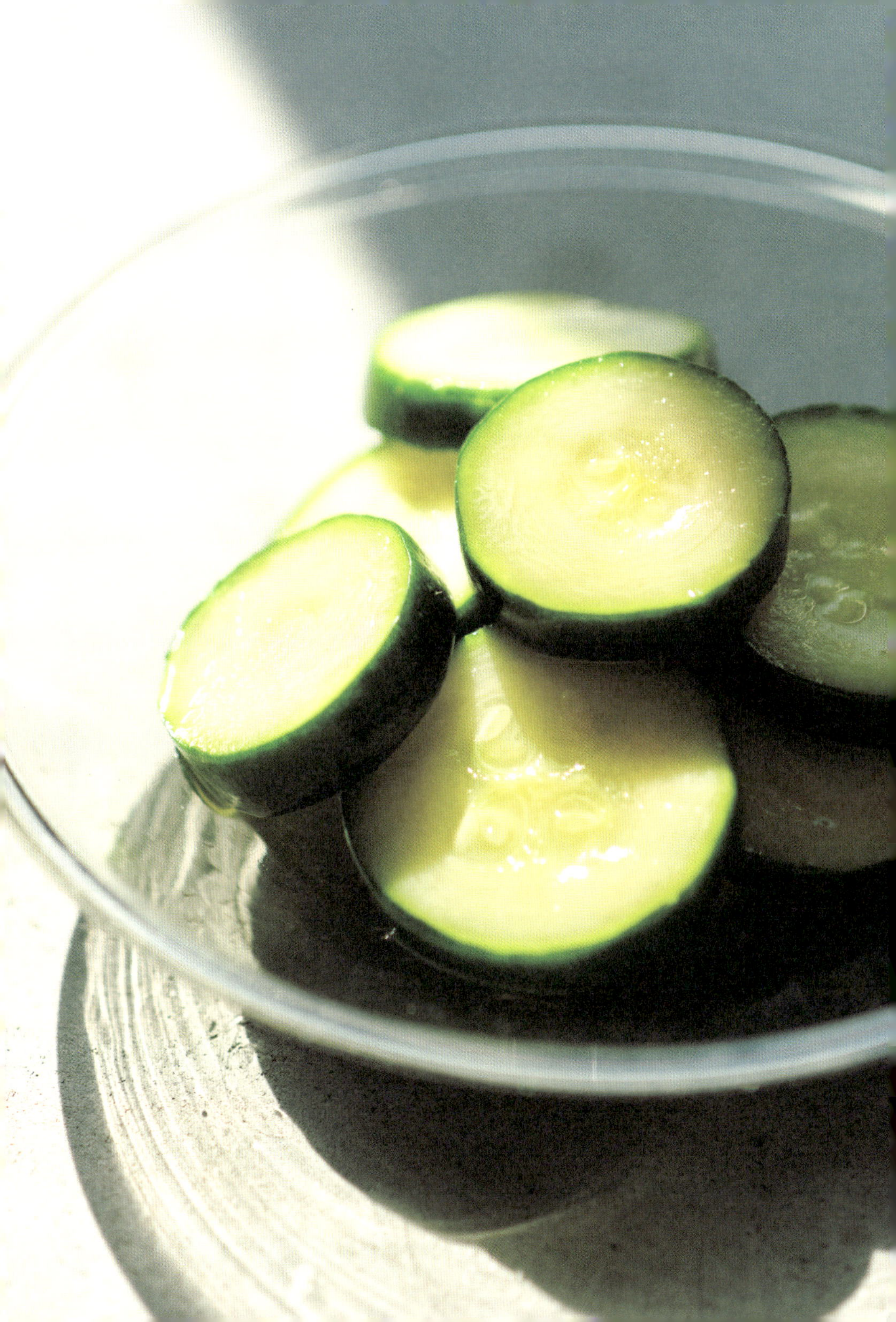

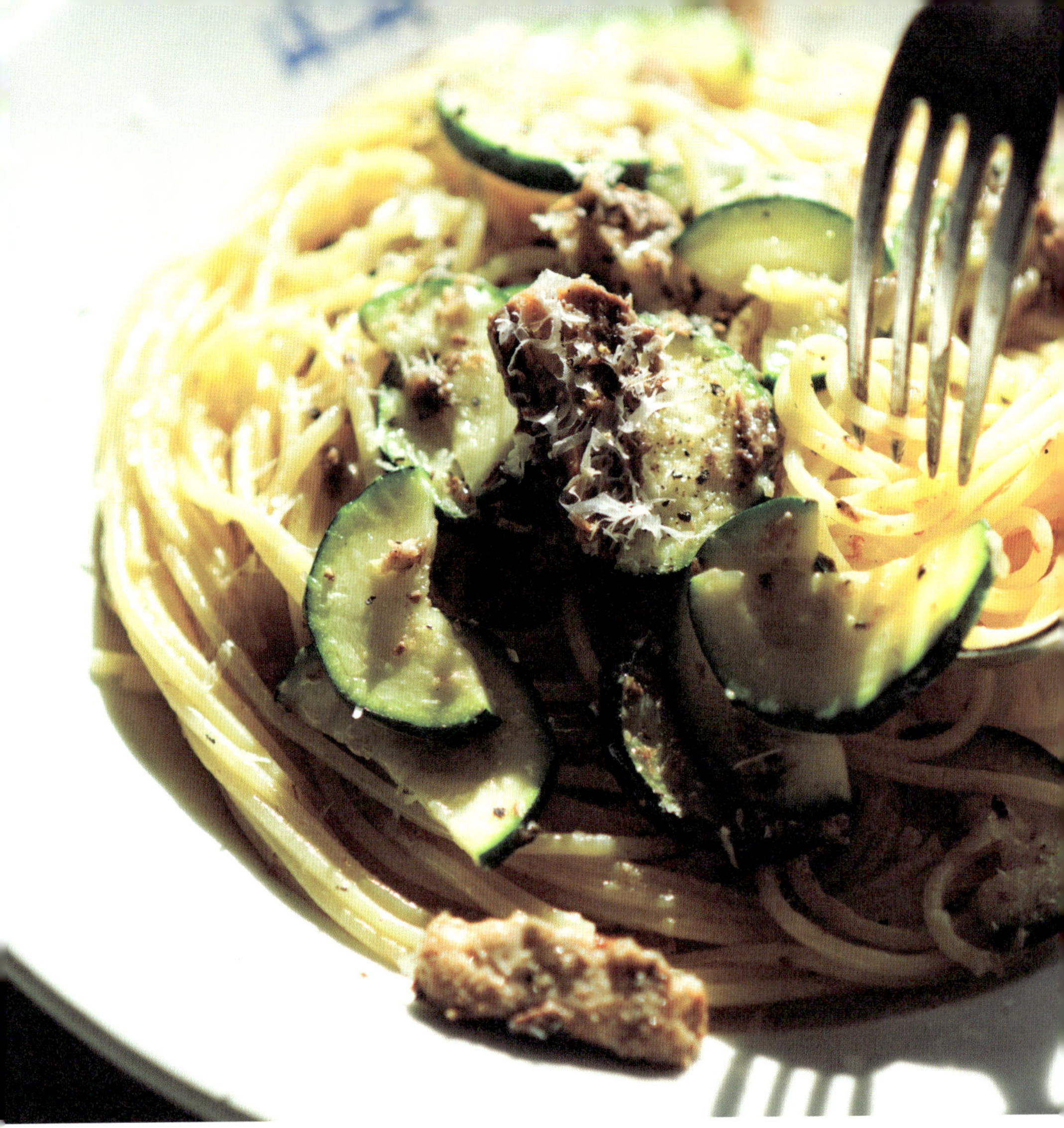

ズッキーニといわしのオイルパスタ

おいしさの決め手はゆで汁の塩。
パスタにしっかり味が入り、ぼけずにバシッと決まります。
調味料で調えるのではなく、ゆで汁で塩味をつける気持ちで。

材料　2人分

ズッキーニ …………　1本（180g）
乾燥パスタ …………　180g
いわしの水煮缶 ……　1缶（190g）
にんにく ……………　1かけ
塩……………………　15g、適量
オリーブオイル ……　大さじ1と1/2
粗びき黒こしょう、パルミジャーノレッジャーノ（なければ粉チーズでも可）
…………………………　各適量

作り方

1　ズッキーニは半月の薄切りにし、いわしは缶汁を切って身を一口大にほぐす。にんにくは粗みじん切りにする。

2　鍋に湯（1.5L）を強火で沸かし、塩15g（湯に対し1%）を入れてパスタを加える。中火で袋の表示より1分半ほど短くゆでる。

3　フライパンにオリーブオイル、にんにくを合わせて弱めの中火にかけ、にんにくから香りが出てきたらズッキーニを加えて1分ほど炒める。いわしの身と**2**のゆで汁をおたま1杯分加えて、大きく混ぜて乳化させる[01]。

4　**2**のパスタの湯を切り、**3**に加える。弱火で全体を絡める。塩で味を調え、器に盛り、削ったパルミジャーノレッジャーノ、粗びき黒こしょうをふる。

もっとおいしく、もっと楽しく

01
乳化はパスタを絡める前に

—

パスタが溶け出したゆで汁とオリーブオイルを一体化させることで、トロッとして味の絡みがよくなる。

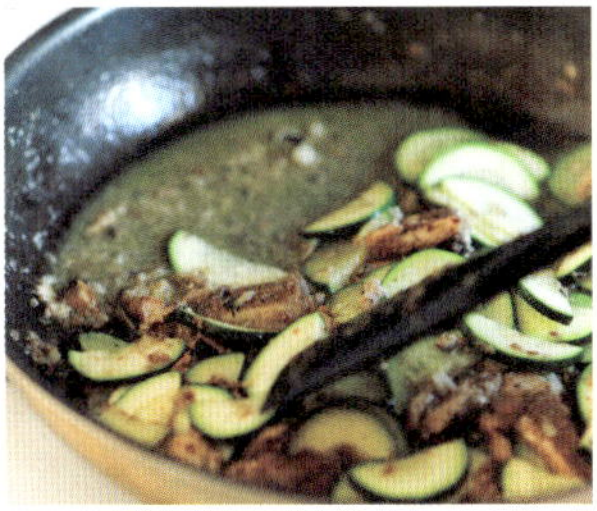

〝しんどい〟を救う料理たち

「しんどい」という気持ち、どんなときに感じますか？　私もときどき「しんどい」を抱える一人。理由もなく心がしんどい日もあれば、疲れて体がしんどい日もあります。そんなときほど「手作りの料理が食べたい！」と強く感じます。心も体も素直によろこぶのが家庭料理を食べることなのかもしれません。でも、しんどいときほど難しい。よろこびと引き換えにさらに疲れてしまうかもしれない。そんなジレンマに直面しても自分を満たせるように、日々実践していることがあります。

それは「**汁物と副菜をたっぷり作る**」こと。同じ主菜が続くと飽きてしまうけれど、副菜や汁物なら気になりません。わが家は二人暮らしですが、4〜6人分をまとめて作ります。登場頻度が高いのはキャロットラペ。酢を使った料理は日持ちするからです。

にんじんはヘタを落とし、皮をむいて千切りに。ボウルにオリーブオイル、塩、砂糖、酢、にんじんを入れて底から返すようにしっかり混ぜます。日によって刻んだくるみや

Q　まとめて作っておくと便利な副菜って？

A　切り干し大根などの乾物類。調理後も味が落ちないので、一気に作ります。ひじきもよく使う乾物です。定番の甘辛い五目煮にしたり、れんこんや梅干しと煮てさっぱりきんぴら風にしたり、酢やごま油で中華サラダ風にしたり、ごはんに混ぜ込んだりします。

レーズン、フルーツを加えることもあります。ときどき混ぜながら30分ほどおいたら完成。にんじんから水分が出てくるので、そのおかげでしっかり漬かります。一度の調理で使うにんじんは2本ほど。彩りもいいので作っておくと重宝します。

しんどいときって、あれこれ料理のことを考えられませんよね。そんなときは「ワンベジ」でいい。そのときにある野菜で、ごくごくシンプルなものを作ります。例えば野菜をゆでて（またはオイルやバターで焼いて）塩、こしょうをふるだけ、など。春夏のみずみずしく甘い野菜、秋冬の香り高く滋味深い野菜など、季節の食材はシンプルな味付けでも驚くほどおいしいです。

日々、「いつもの自分」にアンテナを張って過ごしましょう。小さな変化に気付けるとニュートラルな状態（薬膳的健康）も維持しやすくなります。

「この頃手足が冷えているから、今日はあたたかいスープを食べよう」「最近よく眠れないから、夜はハーブティーでリラックスしよう」。このように変化に気付けると、日々の小さな選択が変わり、その積み重ねがしんどい自分を救う食事につながります。

Q 自分の小さな変化に気付く方法って？

A 顔を洗うついでに、毎朝鏡で状態を見る習慣をつけましょう。私は血色やむくみ、クマ、舌の状態などを確認します。日々の比較がしやすいよう、飲食する前の朝一番、すぐに見るのがポイント。ほかにも冷え、睡眠、排泄、月経など自分のベストな状態を頭に置いておくと、変化が起きたときに気付きやすくなります。

心と体の関係性

ストレスは体に負担をかける。現代ではよく耳にする話ですが、「中医学（中国の伝統医学）」では古くから、感情が体に及ぼす影響について考えられていました。それが七情《しちじょう》という、7つの感情です。怒（おこる）、喜（よろこぶ）、思（おもいなやむ）、憂（うれう）、悲（かなしむ）、恐（おそれる）、驚（おどろく）。

これらは**体の中で重要な働きをする「臓」と結びつきが強いのです。**過剰になると臓が影響を受けて症状が現れます。逆に、臓が弱ってこれらの感情が出やすくなることもあります。心と体は表裏一体だと、紀元前から薬膳は知っていたのです。

怒：肝《かん》と強く結びつく

肝は気の流れをコントロールする臓。怒りの感情で肝がコントロールできないと、気が全身をめぐることができず頭にのぼりっぱなしになり、さらにイライラしやすくなります。イライラによって、目の周りが痙攣《けいれん》したり、脇腹に急な痛みが走ったりするなど、

Q イライラして余裕がない自分を落ち着かせる方法って?

A 肝によい食材を手軽に摂りましょう。オレンジジュースをさっと飲んだり、その日のごはんに大根おろしや刻みねぎなどの薬味類をトッピングしていただくなど。香りのよいものを摂れると◎。

肝とつながるところに症状が出ることもあります。
・おすすめの食べ物……柑橘類（オレンジ、みかん、レモン、ゆず、金柑　など）

喜：心《しん》と強く結びつく

心は血流をコントロールする臓。心が乱れると動悸や息切れのほか、頭への血のめぐりも悪くなり、冷静さを保てなくなり、思考力も低下します。よろこびはあるほうがうれしいけれど、あまりに激しいよろこびに体が衝撃を受けないように。
・おすすめの食べ物……小麦のもの、カカオ、ひじき、卵

思：脾《ひ》と強く結びつく

脾は栄養素の運搬を担当する臓。不調になると食欲異常が現れやすくなります。思い悩むと過食になったり、ものが食べられなくなったりするのもこの影響。脾は舌ともつながっているので、過度に思い詰めると味覚障害が起きることもあります。
・おすすめの食べ物……白米、芋類（さつまいも、里芋、じゃがいも、山芋　など）、豆類（大豆、納豆、ひよこ豆、枝豆　など）

憂、悲：肺《はい》と強く結びつく

激しく泣くと肺がひくひくしたり、鼻水が出たりするのも肺の不調。肺の弱まりは免疫力の低下にもつながります。よろこびの感情で少し抑えられるので、自分の小さなご機嫌とりをいくつか持っておくと◎。

・おすすめの食べ物……山芋、かぼちゃ、きくらげ、春菊、れんこん

恐、驚：腎《じん》と強く結びつく

腎は性ホルモンと関わりの深い臓。老化現象の出るところに不調が現れます。おもに下半身が多く、驚くと腰を抜かす、恐怖で失禁するなどが代表的な症状です。

・おすすめの食べ物……黒米、黒豆、ブロッコリー、ブルーベリー、栗、黒ごま

感情を強く揺さぶられたときは体に起こる変化に気付き、感情の制御が難しくなっていることを受け止めましょう。感情の揺れが外的要因によるものであれば対処が難しい場合もありますが、体調によるものや慢性的なものなら食事や生活習慣の工夫で少し楽になれるかもしれません。

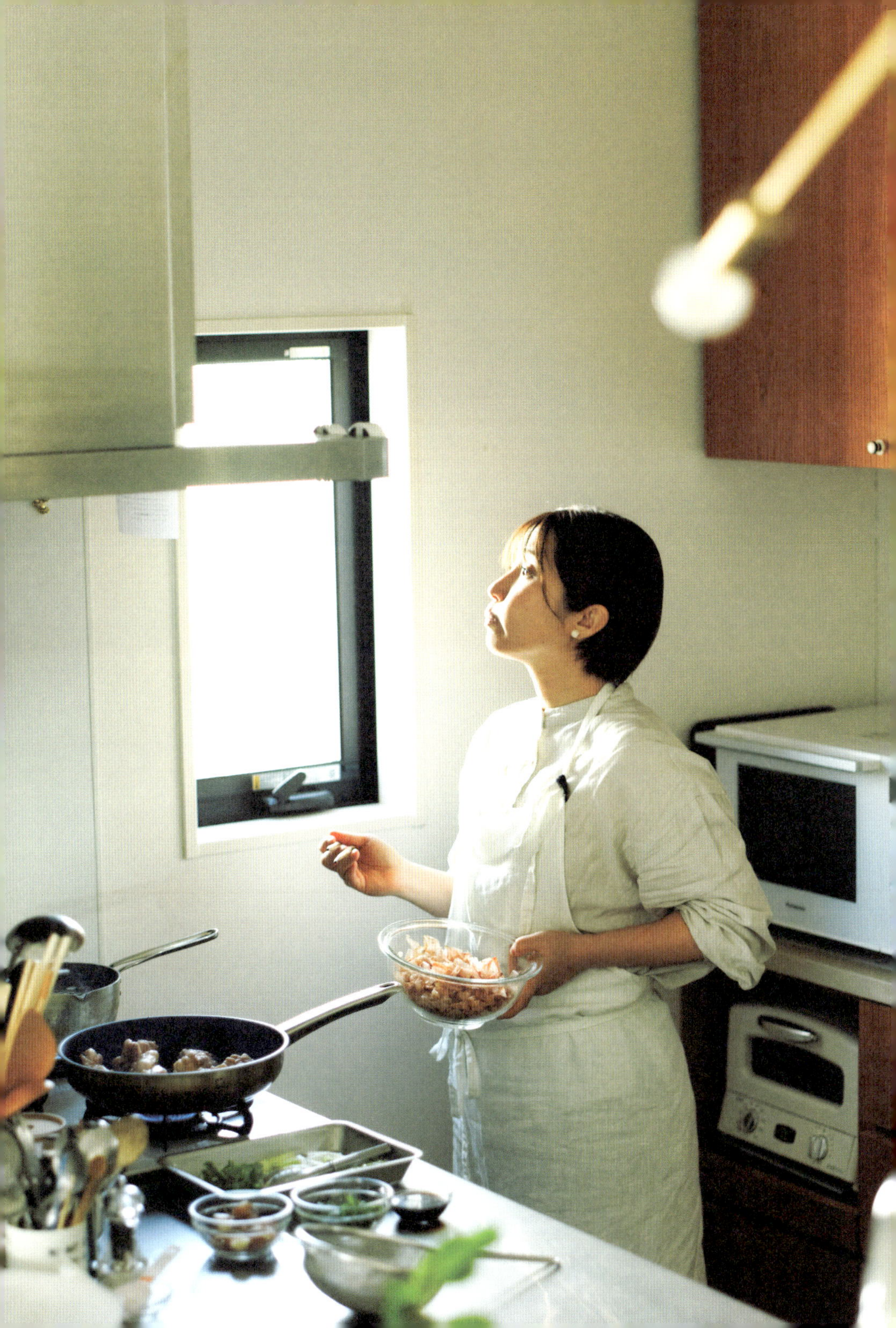

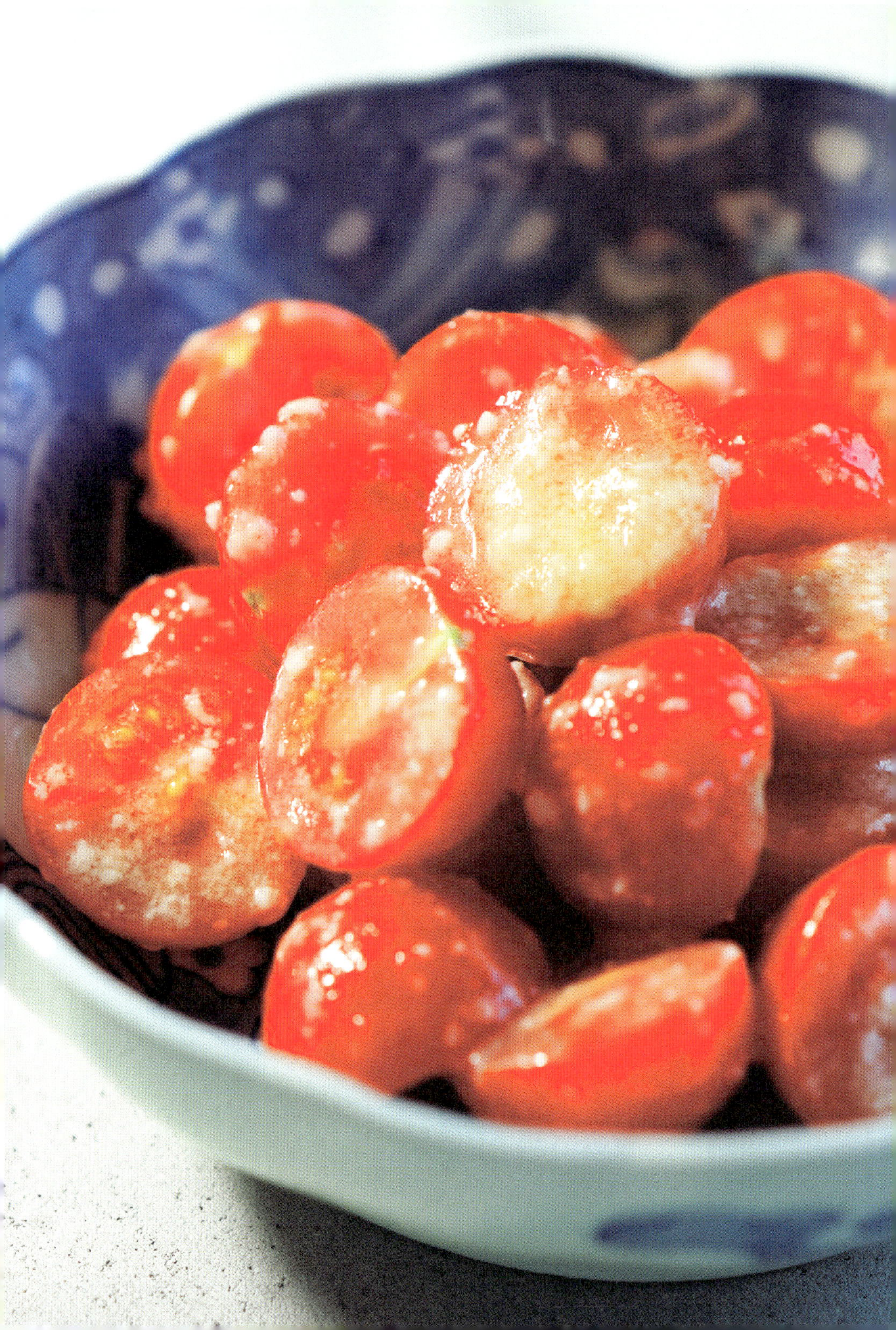

夏の疲れ　夏バテ

ミニトマトの塩こうじあえ

こうじが引き出すトマトの甘みがくせになる。
さっとあえるだけの手軽さもうれしい。

材料　2人分

ミニトマト	10〜12個（150g）
塩こうじ	大さじ1
オリーブオイル	小さじ1

作り方

1　ミニトマトはヘタを取り縦半分に切る。

2　ボウルにすべての材料を合わせて食べる直前にあえる。

ひとくせほしいときは刻んだみょうがを添えて一緒にいただくのもおいしい。豚しゃぶとの相性も◎。

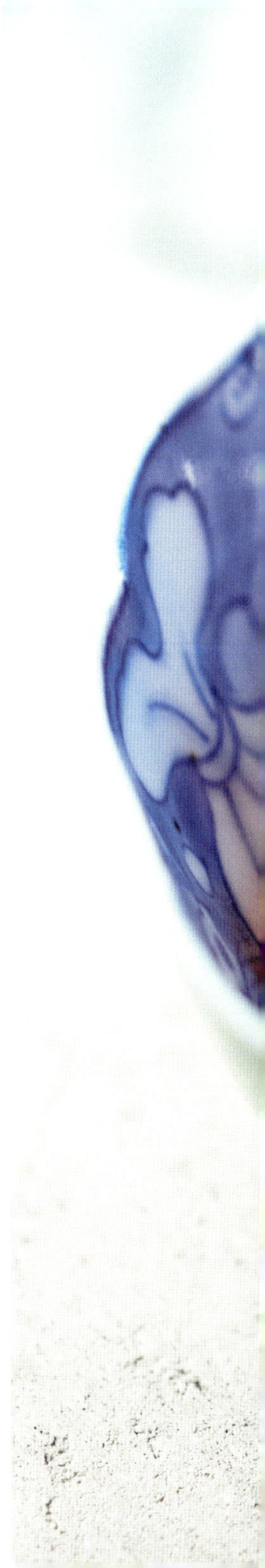

材料　2人分

トマト ……………… 1個（200g）
豚ロース薄切り肉（しょうが焼き用）
……………………… 6枚（200g）
塩、こしょう ……… 各少々
薄力粉……………… 大さじ1
玉ねぎ……………… 1/2個
しょうが（すりおろし）
……………………… 大さじ1

A
酒 ……………… 大さじ2
しょうゆ ………… 大さじ1と2/3
みりん…………… 大さじ1
砂糖 …………… 小さじ2

サラダ油 …………… 大さじ1/2、大さじ1/2
キャベツ（千切り）、きゅうり（ななめ薄切り） …………… お好みで

作り方

1　トマト、玉ねぎはそれぞれ8等分のくし切りにする。豚肉は筋に切り込みを入れる。しょうがはAと混ぜておく。

2　豚肉に塩、こしょうをふり、薄力粉をまぶす[01]。フライパンにサラダ油大さじ1/2を中火で熱し豚肉を広げて焼く。片面に焼き色がついたら返し、裏面をさっと焼いて取り出す[02]。火を止めてペーパータオルでフライパンの汚れをさっと拭く。

3　2のフライパンにサラダ油大さじ1/2を中火で熱し、玉ねぎを加えて炒める。玉ねぎがしんなりしたらAを加えて煮立てる。豚肉、トマトを加え、豚肉を返しながらトマトが軽く崩れるまで煮絡める。お好みの添え野菜とともに器に盛る。

もっとおいしく、もっと楽しく

01
肉全体に薄力粉をまぶす
—
薄力粉をまぶすことで味の絡みがよくなる。

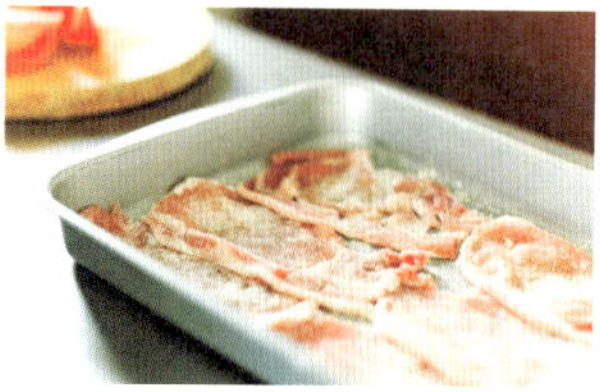

02
肉を取り出す
—
焼きすぎを防ぐと肉がやわらかく仕上がる。

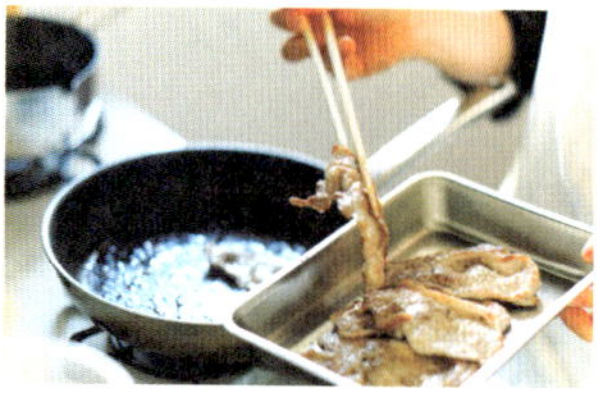

豚肉のトマトしょうが焼き

トマトのジューシーさが
いつものおかずをごちそうに格上げします。
トマトの酸味と脂身控えめのロース肉で、
夏でもさっぱり食べやすく。

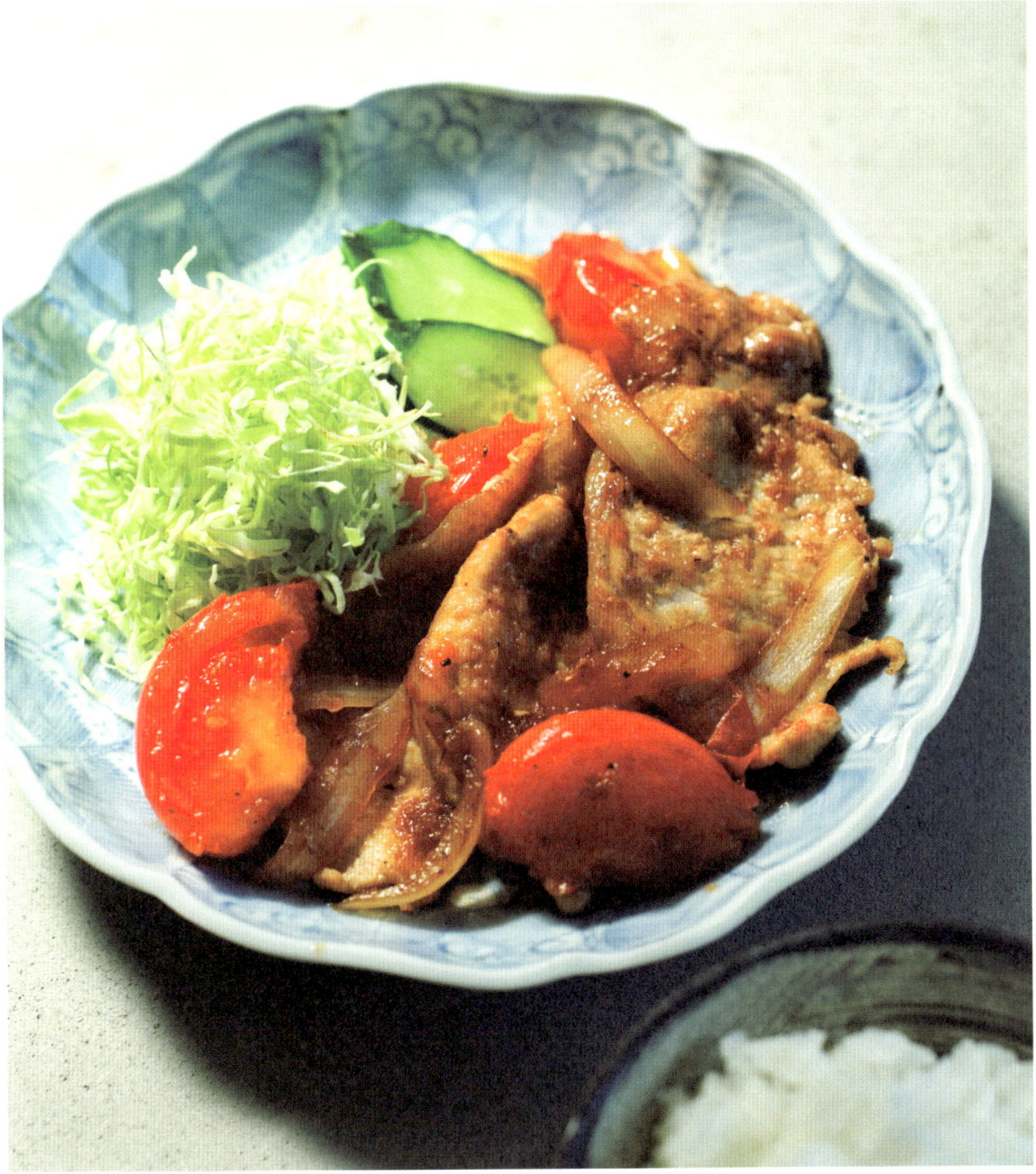

食べ飽きない味を作れるようになる

毎日料理をしていると直面しやすいのが「味のマンネリ」。「いつもの味に飽きる」という悩みも多く、応えるために日々たくさんのレシピが発信されています。私もその発信をしている一人。でも、味の「レパートリー」って本当にたくさん必要なのかな、とも思います。レパートリーを持つより先に、その一食をとびきりおいしく作れるようになるほうが、満足度も高いんじゃないかと思うのです。

おにぎり、みそ汁、からあげ、カレーなど、毎日続けば飽きるかもしれません。でも人生で数え切れないほど食べてきたもの。好きなタイミングで食べると何度だって褪せないよろこびがありますよね。むしろ「これこれ！　この味が食べたかった！」とも思います。それが真新しい味でなくてもいいですよね。

だから、レパートリーを無数に手に入れる必要なんてない。それよりも素材の扱いや調理法のコツを知り、一食をおいしく作れることが、**ゆるぎない飽きない味**を作ることにつながると思います。いままで何度も作っているけど、深く考えたことのなかった「いつものメニュー」こそ、もう一度見つめ直してみてほしいのです。

ちょっとしたことで料理は大きく変わります。レシピを出す前には何度も「試作」を繰り返します。どの料理でも言えるのが、一度めより二度めが絶対においしくなること。でも、切り方、量、加熱時間などの調整だけで、調味料や材料は大きく変えていないのに料理の出来上がりはまったく違うのです。

レシピを見ながら調理をするときは、切り方や下ごしらえでいつもの自分のやり方と違うものがあれば、どちらが好きか実験のような気持ちで試してみてください。加熱をするときも、鶏もも肉は何分で火が通るのか、どんな食感なのか、魚の切り身は何分で焼き色がつくのか。**目安をレシピから学んでみてください。**目安を知れば、ほかの料理にも活用できる自分の基礎になると思います。

味の柱となる塩、しょうゆ、みそ

日常使いで味の主役として使いやすいもの。それは、「**塩、しょうゆ、みそ**」です。

「塩」は味付けや下ごしらえなど、登場頻度の高い調味料。おすすめは天然塩です。ミネラルを含むため、まろやかで奥行きのある味です。精製塩はミネラルがのぞかれたものなのでストレートな塩味。また、粒子の小さいさらさらした塩は同じ小さじ1でも

Q　調味料をおいしく長持ちさせる方法は？

A　開封後、酸化しやすいのはしょうゆです。一定期間で使い切れるサイズのものを買いましょう。みそは未開封でも暑い季節になると発酵が進みやすく色と風味が変化しやすい調味料。保存は冷暗所がおすすめです。

多く許れてしまうので、やや控えめに軽量すると安心です。

「しょうゆ」は酸化しやすいので、開封後にあまり期間を空けずに使い切れるサイズを選ぶのがおすすめ。酸化すると色が濃くなり、風味が落ちて味にえぐみが出ます。なかなか使い切れないときは、冷蔵保存するのもよいと思います。

「みそ」はだしが入っていない米みそ（大豆、米こうじ、食塩で作られたもの）がおすすめ。みそだけの自然な味がして使いやすいです。

主役を支える調味料たち

塩、しょうゆ、みそで味の方向性が定まったら、**砂糖**、**酢**、**みりん**、**酒**、**油**に目を向けます。「しょっぱさは十分なんだけど、味がぼけている」、そんなときには酢を。ほんの少しでも味にメリハリが出て輪郭が生まれます。

「コクが足りない、塩味や酸味がとがっている、奥行きがない」と感じるときには砂糖やみりんで甘みを足してみましょう。甘さを足すと角がやわらぎ、コクとともに全体にまとまりが出やすくなります。砂糖は上白糖だとよりはっきり甘く、きび糖はまろやかな甘さでコクが強いです。みりんはみりん風調味料ではなく、本みりんがおいしいのでおすすめです。

Q 酢の選び方に迷うときは？

A はっきりとした酸味が好きなら穀物酢、まろやかで和食にも重宝されるのは米酢です。酢好きな人には黒酢もおすすめ。いつもの酢に代わって使うとまた違った表情を見せます。

酒は肉や魚の臭みを抑え、食材をふっくらと仕上げます。料理酒と呼ばれるものには塩分が添加されているので、私はいつも清酒を使用しています。

そして油。無味無臭で料理からお菓子まで重宝するのはサラダ油、米油、太白ごま油です。ごま油は食欲を誘う香りのアクセントに、オリーブオイルは香り豊かなエクストラバージンがおすすめです。製品ごとに香り、苦みや辛みが違い、デザインが素敵なものも多いので、お気に入りを探すのも楽しいです。便秘やのどの不調にもよいとされています。

その他、バリエーションを出すもの

味のベースが整ったら、そこにアクセントを加えてもバリエーションはぐっと広がります。白・黒ごまや唐辛子、のり、にんにく、しょうが、大葉、ねぎといった、香りや食感のアクセントとなる食材、梅干しや漬物、キムチ、味付きザーサイ、牛乳、ヨーグルトなど、そのまま食べておいしい食材も便利です。刻んだり、混ぜたりして使います。

また、柚子胡椒、カレー粉、コチュジャン、甜麺醤、オイスターソース、ナンプラーもおすすめです。

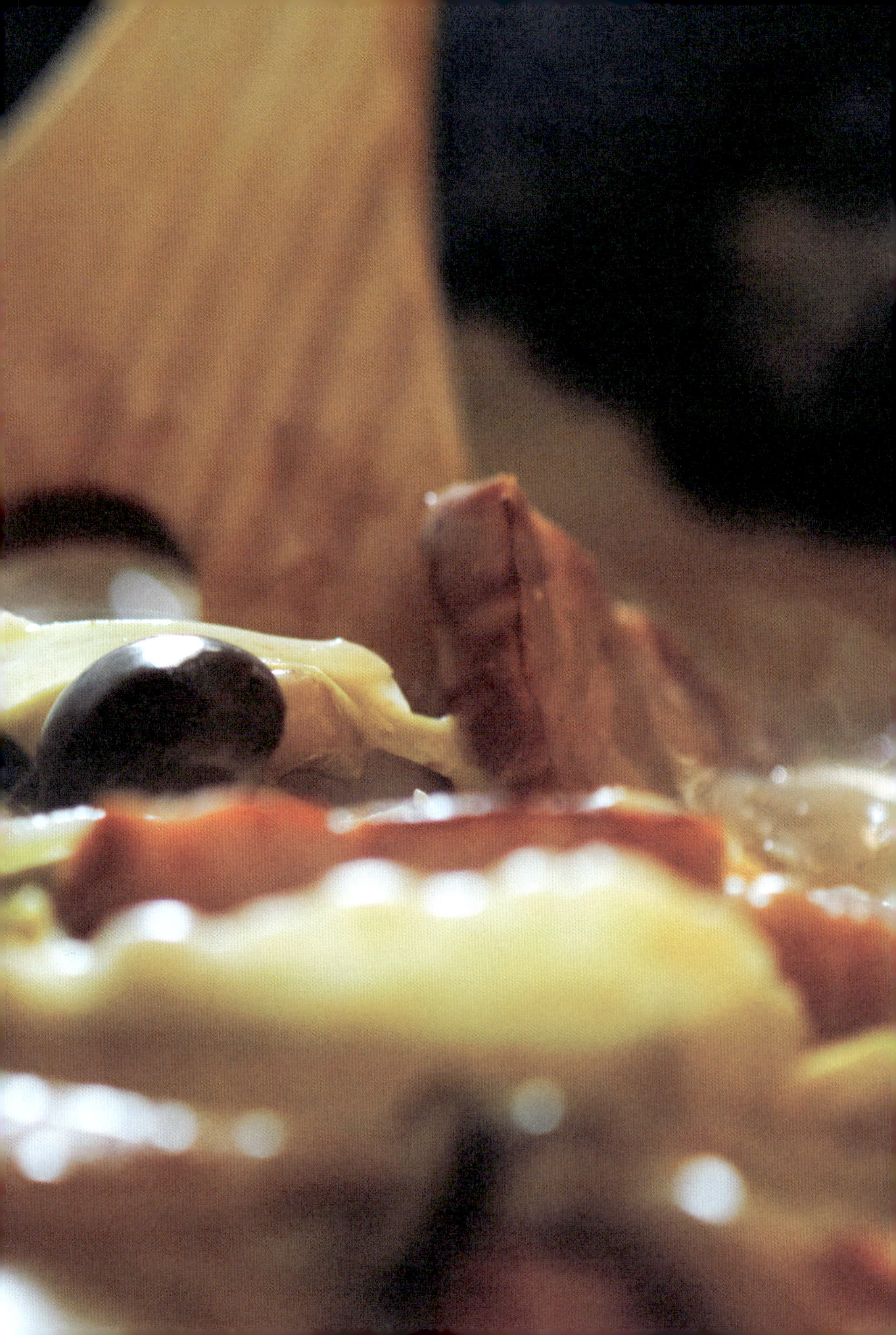

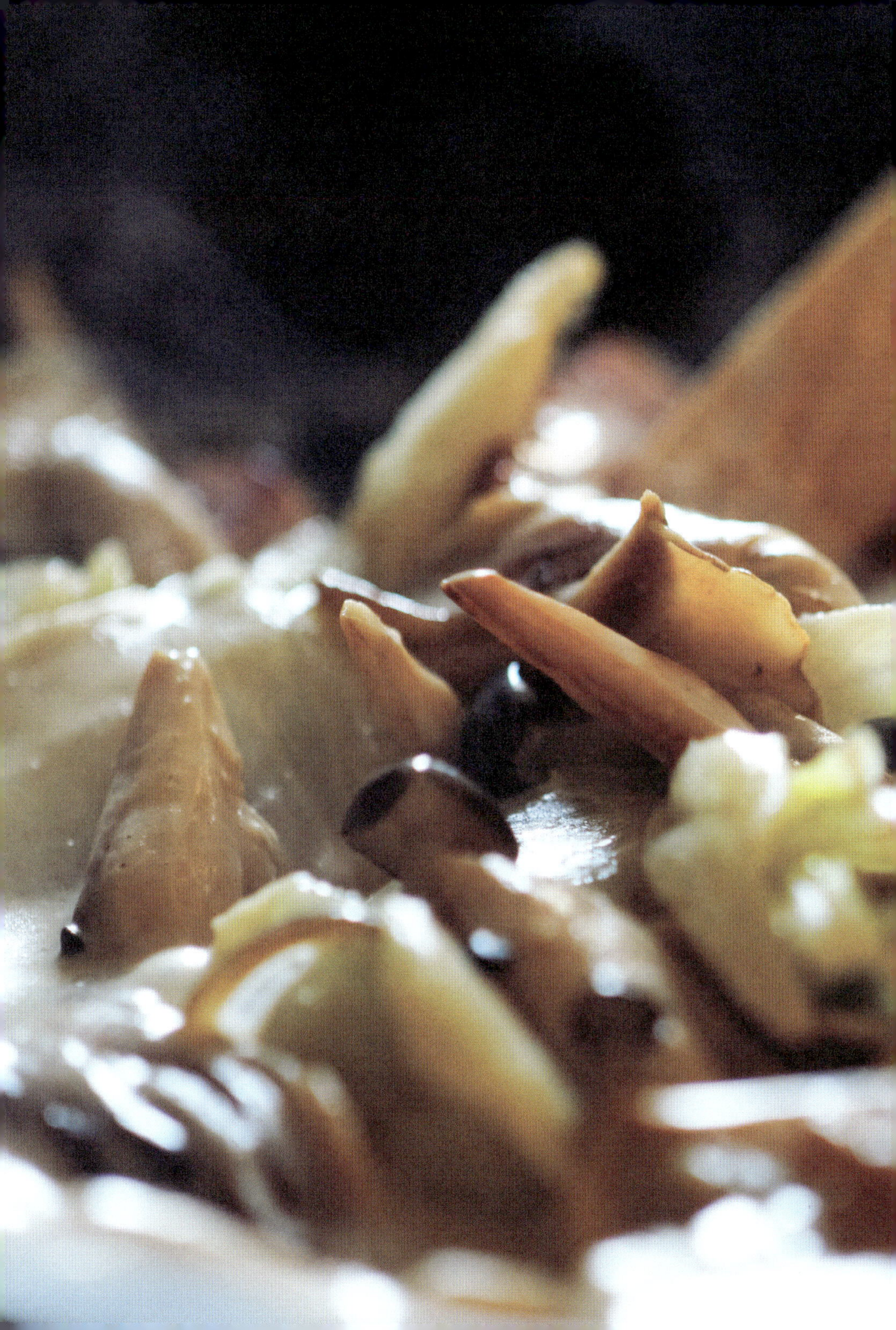

［秋］立秋（8月初旬）〜立冬（11月初旬）までの約3か月間

秋の空気、乾きはじめる体をうるおす

涼しい日が増え、日が少しずつ短くなります。過ごしやすい季節ですが湿気から乾燥へと空気が転換する時季なので、のどや鼻など呼吸器系の不調が出やすくなります。

秋は秋分を境に「温燥《おんそう》」と「涼燥《りょうそう》」に分かれます。温燥はまだまだ夏の気配が残る秋のこと。日中は暑いけれど、立秋の頃には夕方に涼しい風が吹くようになります。その頃になると肌が乾燥したり、寝起きにのどがイガイガしはじめ、体にも小さな秋の訪れを感じます。涼燥は冬に向けてぐんと肌寒い日が増える時季のこと。乾燥だけでなく、冷えにも気を付けたいシーズンです。

空気の乾きを感じはじめたら、**のど・肺をうるおすはちみつ**を摂るようにしています。

肺は外気が直接入ってくる唯一の臓。乾燥に弱く、うるおっている状態を好みます。肺の乾燥はのどや鼻の不調にはじまり、咳や肌の乾燥につながります。

また、肺は大腸と結びつきが強く表裏一体の関係です。肺が乾くと大腸も乾き、便のすべりが悪くなります。秋は便秘になりやすい季節でもあるのです。便秘の要因も

Q 肺をうるおす食材にはほかにどんなものがある?

A 野菜なら山芋、きくらげ、かぼちゃ、春菊、水菜、れんこん。果物ならいちじく、柿、梨、みかん、桃、りんご。アーモンドや牛乳、チーズ、ヨーグルトもおすすめです。

さまざまですが、共通の対策は「**通便**《つうべん》」。便をつるりとすべらせることが大切です。

秋から冬の便秘対策で、**特におすすめしたいのは白菜です。**肉厚でお手頃な白菜が出回りはじめると私もつい手に取ってしまいます。さっと強火で炒め物にしてシャキシャキと食べたり、くったりするまで煮たり、時には生のままサラダにして楽しんでいます。

使い切れないとお悩みの方に試していただきたいのは塩もみです。食べやすい大きさに切り、白菜に対して2％の塩でもんでおけば冷蔵で1週間は保存がききます。かさが減って場所もとらなくなるし、作っておくといろいろな料理にすぐに活用できてすごく便利なんです。しっかり塩味がついているので料理の味が決まりやすく、切れているから切り物の時間も短縮できます。

水けをよくしぼり、砂糖、酢、ごま油とあえれば箸休めの副菜になるし、水けをしぼって同量程度の鶏肉や豚肉とさっと炒めても、白菜の塩味だけでおいしい炒め物になります。さらに使ってほしいのが、白菜から出る水分です。水で伸ばして鶏ひき肉と煮るだけで、シンプルなのに深い味わいのスープになりますよ。

秋は風邪もひきやすい季節です。体はうるおうことで体表を病原体から守っているので、鼻、のど、肌の乾燥が進むと免疫力が下がってしまいます。大葉、しょうが、長ねぎといった発汗を促す「辛味《しんみ》食材」も併せて摂って、風邪予防もしていきましょう。

Q 腸のすべりをよくする通便食材って？

A 繊維質の多い野菜（さつまいも、きのこ類、小松菜、ほうれん草、キャベツなど）、ねばねばした食材（オクラや納豆、モロヘイヤ、もずくなど）、油脂のあるもの（アボカドやアーモンド、くるみ、ごま、牛乳、オリーブオイルなど）です。

Q 白菜のおすすめの使い分けは？

A 内葉は甘くやわらかいので、サラダや浅漬けなど生で食べるのにおすすめです。色の濃い外葉は大ぶりで繊維もしっかりしているので、炒め物、煮物、鍋など加熱する料理に向いています。

便秘

白菜の柚子胡椒サラダ

白菜だけでなく白ごまも通便の食材。ごまは体をうるおし、腸にもよいのでたっぷりふって召し上がれ。

材料　2人分

白菜……………………　300g
塩………………………　小さじ1/2

A
酢、オリーブオイル…　各小さじ2
柚子胡椒　………　小さじ1/4〜1/3
砂糖　……………　ふたつまみ
白いりごま　…………　適量

白菜はうまみが強く動物性食材との相性が◎。マヨネーズやハム、かにかま、ちくわと合わせてもおいしくいただけます。お弁当にもおすすめです。

作り方

1　白菜は繊維を断ち切るように1.5cm幅に切り、塩をふって15分おいて水けをしっかりしぼる。

2　ボウルに**A**を合わせてよく混ぜ、白菜を加えてあえる。器に盛り、白いりごまをふる。

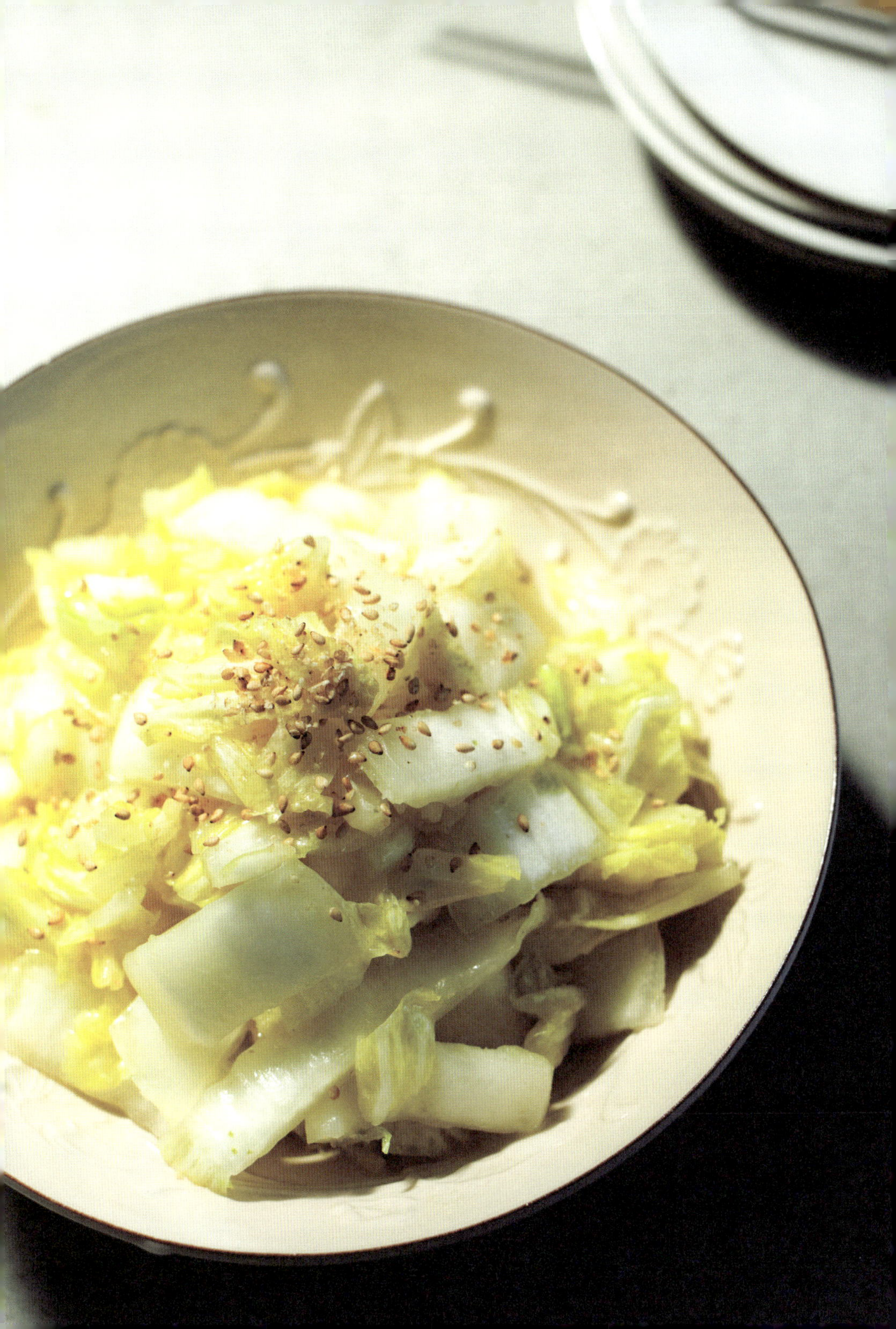

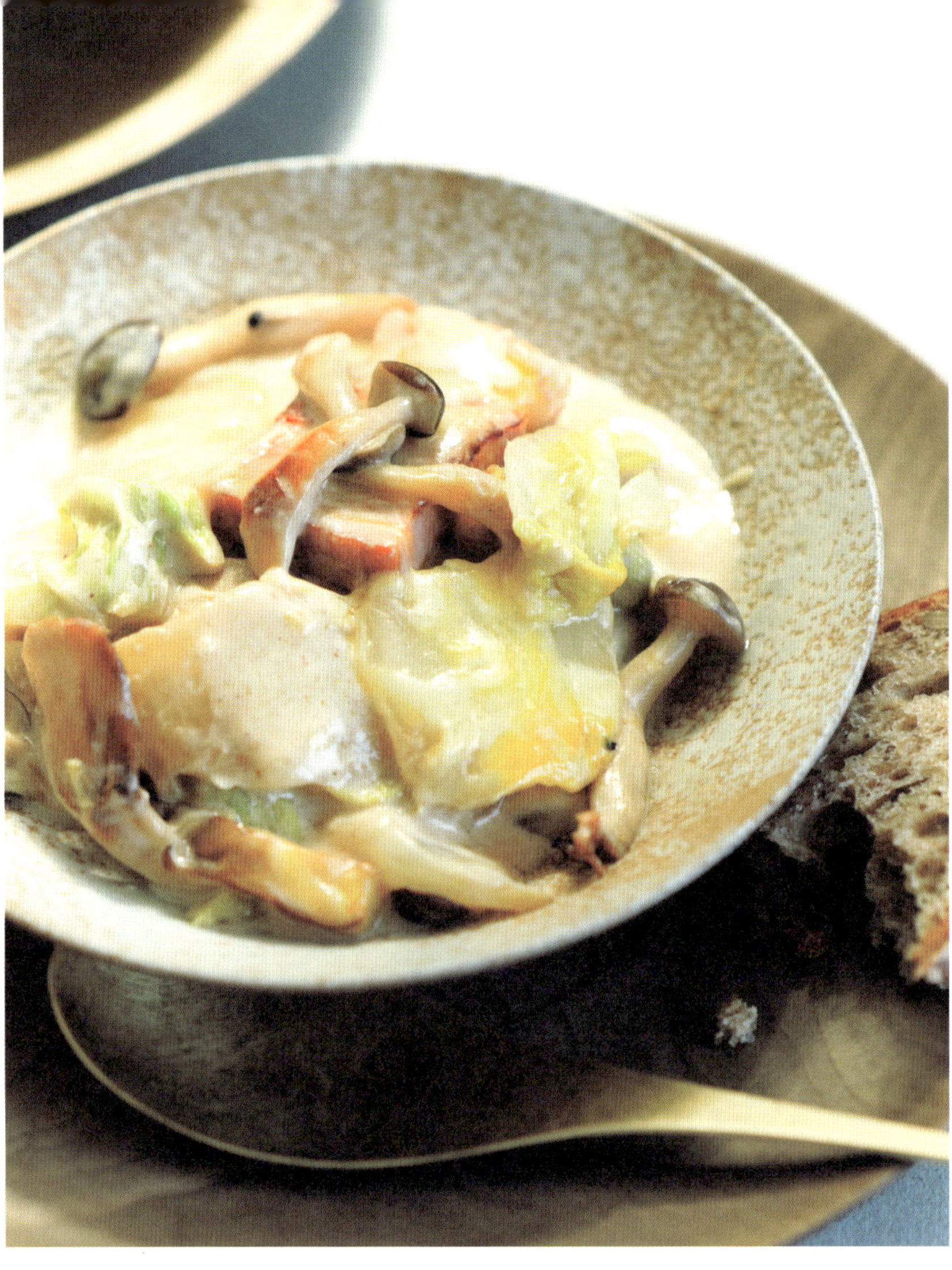

白菜とベーコン、
きのこのチーズクリーム煮

こっくりしたクリーム煮が恋しくなる季節。
たっぷりの白菜で軽やかに食べられて、
チーズのコク深さが、心と体をあたためます。

材料　2人分

白菜	400g
ブロックベーコン	100g
しめじ	1/2株（75g）
まいたけ	1/2株（60g）
にんにく（すりおろし）	小さじ1/4
牛乳	200ml
薄力粉	大さじ1
塩	小さじ1/2
ピザ用チーズ	30g
バター	10g

作り方

1　白菜は葉と軸に分け、葉はざく切り、軸は3cm幅の削ぎ切りにする[01]。しめじとまいたけは石づきを落としてほぐす。ブロックベーコンは1cm厚さに切る。

2　フライパンにバターを中火で熱し、ベーコン、しめじ、まいたけを広げて焼く。ベーコンに軽く焼き色がついたら白菜の軸を加えて炒める。白菜の周りが透き通ってきたら葉を加えてしんなりするまで炒める。

3　火を止めて薄力粉を振り入れる。粉っぽさがなくなるまで混ぜ、牛乳を2回に分けて加えて都度よく混ぜる。にんにく、塩を加えてさっと混ぜ、強火にかけ、煮立ったらふたをする。ときどき混ぜながら弱火で5分煮る。チーズを散らし、溶けるまでさらに弱火で1分ほど加熱する。

もっとおいしく、もっと楽しく

01

削ぎ切りで味がしみ込む

—

削ぎ切りにすると断面が増える。火の入り、味しみがよくなる。

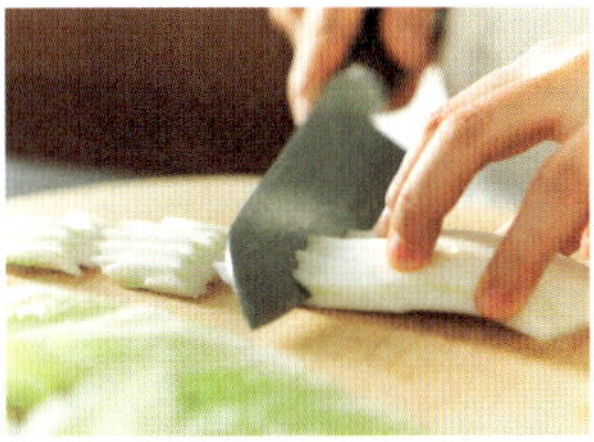

定番はもっとシンプルでいい

日本の定番料理は昔から家庭でていねいに作り続けられてきたものです。なんといっても特徴的なのは「お弁当」。品数が多く手の込んだものを朝から作り、それを日常的に持ち運ぶ文化は日本ならでは。海外にもお弁当文化はありますが、シンプルなランチボックスが主流。屋台文化が発達している国では、外食だってあたりまえです。

日本人は平均睡眠時間が短いそうですが、理由のひとつは料理なのではないかと思ってしまいます。買い物から調理、片付けに至るまで、時間も体力も必要ですから。

定番料理はこれからも大切に受け継いでいくべきもの。でも、ライフスタイルに合わせて、**時には「すべき」をとっぱらってシンプルに作るのもおすすめです。**

例えば肉じゃがなら、定番は牛肉、じゃがいも、玉ねぎ、にんじん、さやいんげん、しらたきなど多くの具材が入りますが、牛肉とじゃがいも、玉ねぎだけで同じ味付けをしても十分おいしいです。
カレーライスの定番は、いくつかの根菜＋肉ですが、皮むきや煮込みに手間と時間のかかる根菜を入れずに、キャベツや小松菜などの葉野菜、きのこといった簡単に火の通る具材を使えば長く煮なくともおいしくできます。

代表的な料理じゃなくても、**自分なりの定番料理**を持っているととても心強いもの。「あれなら何度か作ったな」と思える料理が1～2品あるといいと思います。
自信を持てる定番料理があると、定番から引き算してもきっとおいしく作れます。繰り返し作った料理は、作るうちにポイントが見えてくるからです。その料理のおいしさはどこか、どの工程が大切か。なんとなく自分の中に解があれば、引き算しても味に大きく響かない食材の見当がつくようになります。

「あれを買い忘れた！　面倒だけど買いに行くか……」と悩むときは、本当にそれがないと作れないのかを、自分に一度問いかけてみてください。シンプルになった定番に出会える、いい機会かもしれません。

Q 引き算ができるほかの定番料理は？
A 例えば手間や材料が多いイメージのポテトサラダ。ゆでずにレンジ加熱で手軽にじゃがいもを加熱してつぶし、ハムと塩もみしたきゅうりのみでシンプルに作ることもあります。酢、塩を効かせてマヨネーズを控えめにすると軽く、食べやすくなりますよ。あれば豆乳またはヨーグルトを加えてしっとりさせるのもおいしいです。じゃがいものベースだけでもおいしい味にできると、具材はシンプルでも十分です。

たっぷりの水分を腸に運ぶ、米食のすすめ

日本人が古来、食べ続けてきた主食「お米」。

私はお米がとにかく好きで、ほかほかごはんのある食卓に幸せを感じます。おかずそのものより、おかず＋ごはんでこそおいしさ倍増！ といつも思っています。

実家も毎朝しっかりと朝ごはんを食べる家で、ほとんどの日がごはんとみそ汁を中心とした和の朝食でした。

ごはんを炊くときは土鍋のこともあれば、炊飯器もよく使います。新米の季節や、白米をとにかくおいしく食べたい！ というときは土鍋。土鍋は持っていると実はすごく便利。炊飯時間は炊飯器の早炊き以下で済むうえ、とてもおいしく炊けます。たっぷり量を炊きたいときや、別の料理でコンロが埋まっているときは炊飯器を使います。

お米が好きなのは育った環境もあるかもしれませんが、お米という食材をあらためて考えると、日本人の体によく合うものだと思います。

まず、**お米は水分をたっぷりと含んだまま腸へと運ばれます**。おかゆや雑炊を作るとわかるのですが、お米って加熱ですごく水を吸うんです。水分を足しても、時間が経つとあっという間に吸ってふくらみ、液体が残らないなんてことがあります。大腸は乾くとすべりが悪くなり、うるおうほど便がすべりやすくなるので、水分を含んだまま腸まで届きやすいごはんは便秘解消につながります。日本人は欧米人よりも腸が長く便秘になりやすいので、日本人の体によく合う主食だと言えます。

胃もたれや消化不良、便秘にお悩みの人は、「噛む」ということもいま一度意識してみてください。中医学の先生の知人に、慢性的にお腹が弱くて毎日下してしまう人がいたそうです。消化不良を避けたいあまり、ずっとおかゆを主食にしていたそう。でも驚くことに、主食をごはんに戻し、よく噛んで食べることを意識しただけで症状の改善が見られたそう。

おかゆはたしかに消化にはやさしいのですが、**やわらかいからといってよく噛まずに食べてしまうと消化器官の負担になります。**

やわらかいものを食べるときでもよく噛むことが、いますぐにできる体のための第一歩です。

Q しっかり噛むと何が変わるの？

A 咀嚼《そしゃく》は「第一の消化」と言われ、噛んで細かくするだけではなく、唾液の消化酵素と混ざることで消化を促進させ、胃腸の負担を減らすことができます。しっかり噛むことで満腹中枢も刺激され、食べすぎも予防できます。

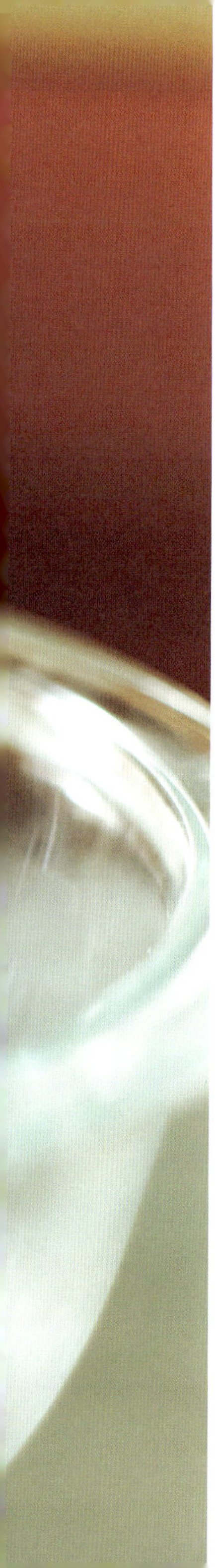

おいしいごはんの炊き方

1. 計る

180mlの計量カップですり切り一杯分が一合（重さは150g）。炊くときは一合あたり同量の180mlの水を使う。

2. 研ぐ

最初の水はにごりが強く最も吸収されてしまうので、すぐに捨てる。水を加えて指を立て、全体をやさしくかき混ぜるように研ぎ（力任せにぎゅっと洗うと米が割れる）、水を捨てる。これを3〜4回繰り返す。水のにごりが薄まってきたらOK。

3. 浸水する

水に30分〜1時間ほどつける。米がゆっくりと水分を吸収してふっくらとおいしく炊きあがる。ザルにあげて水けをよく切る。

〈炊飯器の場合〉

炊飯器に米を入れ、目盛りの位置まで水を注ぐ。2か所に目盛りがある内釜なら、水平な場所で両方を見る。

〈鍋炊きの場合〉

米と同量の水を合わせる。

4. 炊く

〈炊飯器の場合〉

浸水時間をとった場合は早炊きでOK。

〈鍋炊きの場合〉

ふたをして強火にかけ、ふたから湯気がうっすらもれてくるまで3〜4分加熱する。弱火にして12〜14分ほど炊き、そのまま10分蒸らす。米粒をつぶさないように底から返しながら、全体が均一になるように混ぜる。

5. 保存する

おすすめは冷凍保存。炊いたあと一食分ずつラップまたは保存容器に厚みが均一になるように入れて、なるべく空気を抜いて保存する。粗熱がとれたら冷凍庫へ入れる。1か月ほど保存できる。

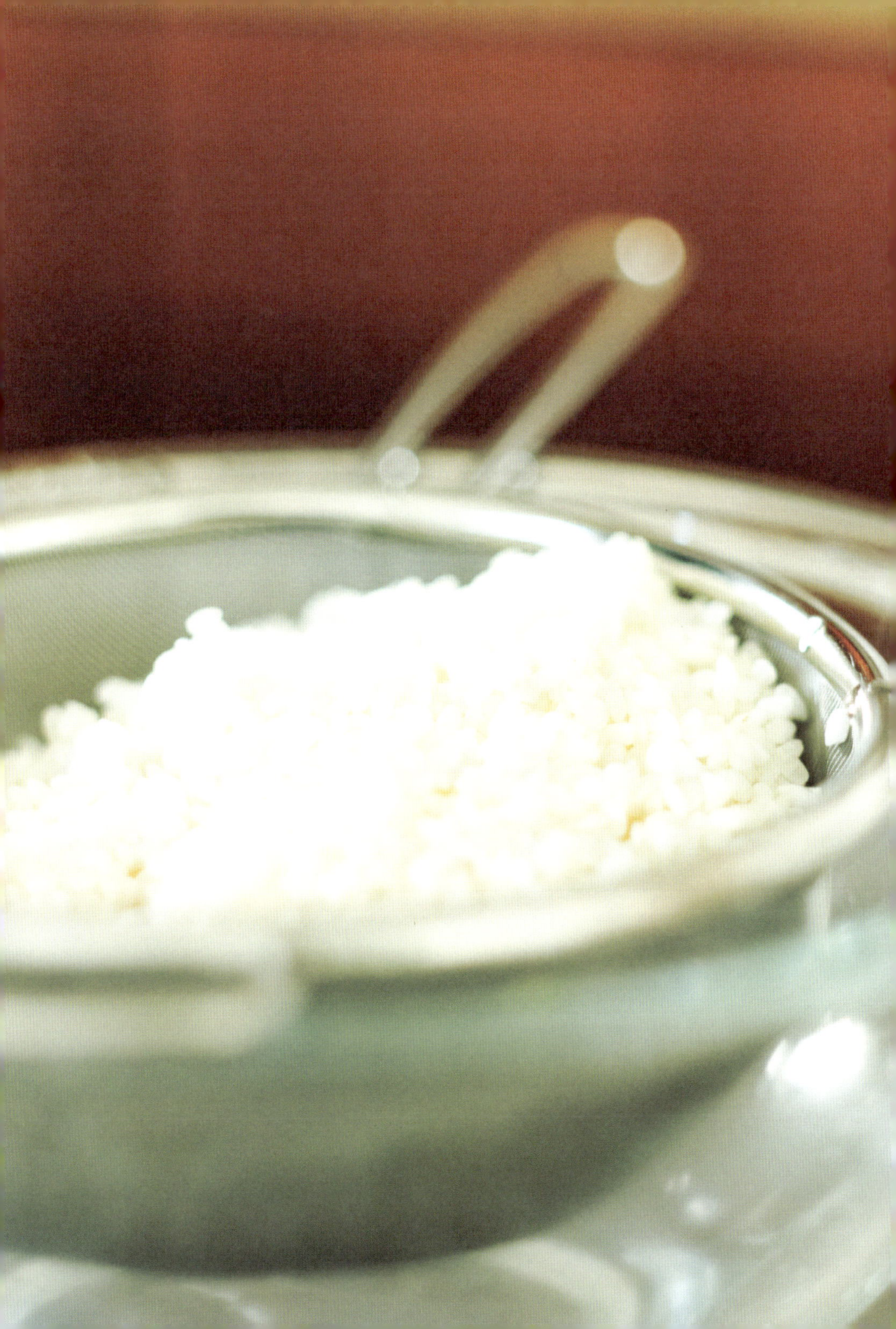

西洋医学と東洋医学、どちらも味方に

東洋医学とは、中医学（中国）、アーユルヴェーダ（インド）、韓方（韓国）、漢方（日本）など東洋で発展した学問の総称です。ここでは薬膳の大元である中医学に沿って、東洋医学の考え方を紹介していきます。

中医学の特徴は大きく分けて3つ。ひとつは「**予防医学**」の観点。病気を治すことはすばらしい。でも、病気にならなければもっとすばらしいという考え方です。健康を守るうえで重要とされるのは、季節ごとに体をいたわることとアンチエイジング。体の変化をいかに過剰にせず、不調に至ることなく過ごすかに重きを置いています。

2つめは「**体全体を診る**」こと。症状の出ている患部とは別の場所が原因のこともあるので、中医学では全身を総合的に診ます。また、睡眠、食事、仕事、生活習慣など、患者さんを取り巻く環境まであらゆることを聞きます。

3つめは「**根本治療**」を目指すこと。全身や環境まで含めて観察し、根本原因の改

Q 東洋医学はどうして患者の環境まで知る必要があるの？

A 北海道に住む人と沖縄に住む人、座り仕事の人と立ち仕事の人では、環境から受ける影響がまったく違うからです。中医学ではそうした「外的要因」も踏まえて体を診断します。

善を目指すため体質改善が得意です。

一方、西洋医学の利点は専門的な治療ができることです。数値化やＣＴで見えないところまで分析できますし、急性症状にすぐに対処できる薬剤もあります。

私は２０２３年の5月に、急激な脚の痛みに襲われ、痛みに耐え切れず救急車を呼んだことがありました。原因はおそらく腰のヘルニアからくる神経痛です。我を忘れそうな痛みをすぐに抑えてくれたのは西洋医学の鎮痛剤でした。だけど、いくら飲んでも薬が切れるとぶり返す痛みに、改善している感覚はありませんでした。

その後、根本的な改善が見えたのは東洋医学の鍼《はり》治療がきっかけでした。治療法は血行を促進することで治癒力を高め、痛みや不調を繰り返さないようにするというもの。通ううちに鎮痛剤の量を減らすことができ、最後は薬を飲まなくても過ごせるまでになりました。でも、大きく改善するまでにはそれなりの期間と施術頻度が必要でした。だから痛みが強いときは薬がなければ乗り越えられなかったと思います。西洋医学と東洋医学、それぞれに助けられた出来事でした。もちろん、これはあくまで私の体験談であり、西洋医学は根本治療ができないという話ではありません。

幸いにも、私たちはどちらも選べる環境にあります。それぞれの特徴を知ったうえで、状況に応じてどちらも活用できるといいなと思います。

Q 鍼灸《しんきゅう》治療や漢方薬。時間をかけて治療するのはどうして？

A いまの体質は時間をかけて作り上げられたものです。だからこそ整えるのにも時間が必要です。漢方薬も一定期間分しっかりと処方されることがほとんど。薬を飲み続けて、症状だけでなく、体質の変化も診たいからです。なので体質改善のほか、慢性的な症状の改善も期待できます。

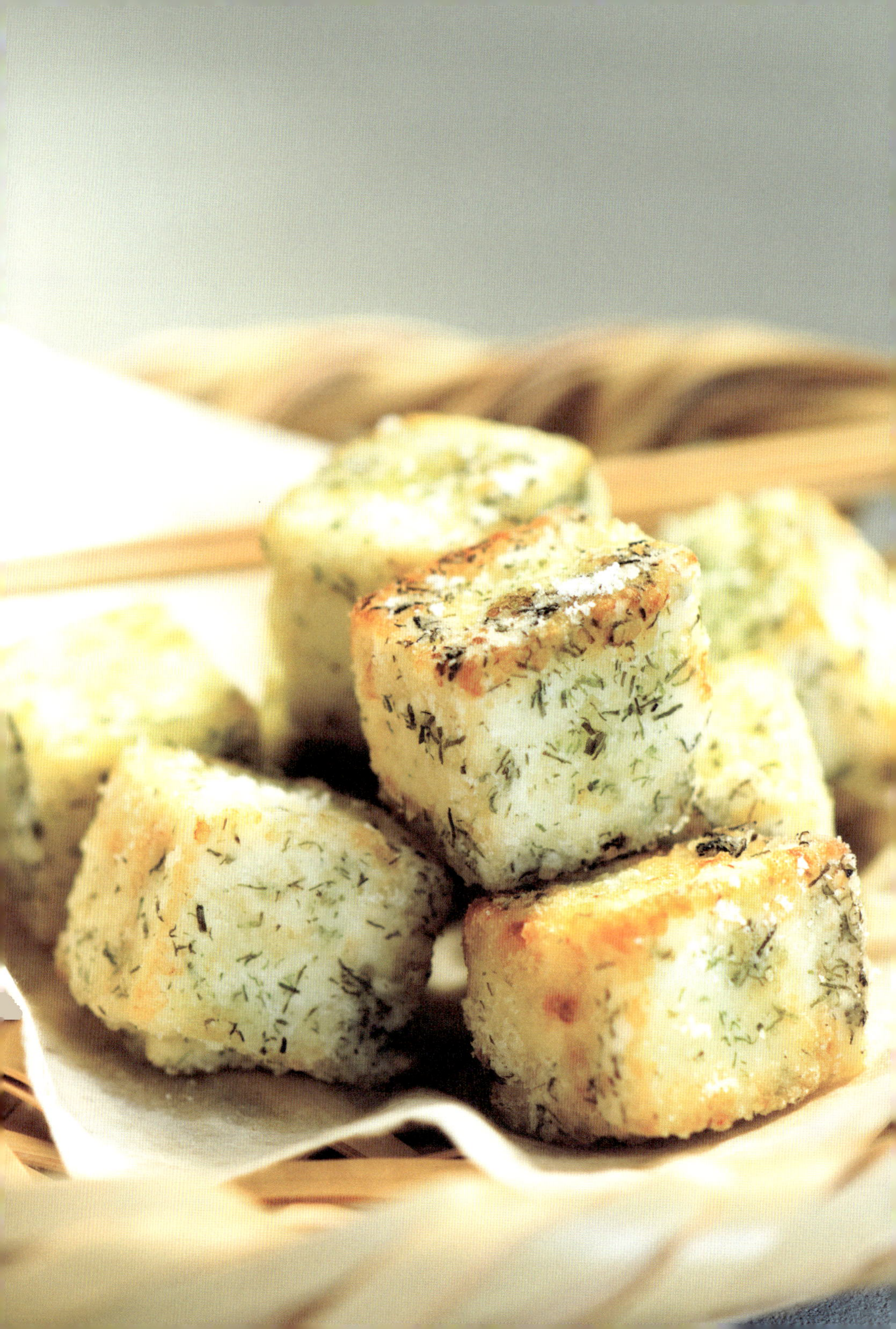

外はカリッ、中はふわっ。
磯の香りに誘われて、塩選びもこだわりたくなります。
おかずにも、おつまみにも。

乾燥　肌の乾燥　口と鼻の渇き

豆腐のいそべ揚げ

材料　2人分

木綿豆腐……………　1/2丁（180g）

A

| 片栗粉 …………　大さじ2
| 青のり……………　小さじ1

塩………………………　適量
サラダ油 ……………　大さじ4

作り方

1　木綿豆腐はペーパータオルに包んで2枚のバットではさみ、重し（1kgほど）をして30分おいて水切りをする。

2　ポリ袋に**A**を合わせてふる。豆腐を8等分に切ってポリ袋に加える。空気を含ませてポリ袋をやさしくふり、豆腐に**A**をまぶす。

3　フライパンにサラダ油を中火で熱し、**2**を離して並べる。揚げている面がカリッとするまであまり触らずに揚げ焼きにし、全面がカリッとするまで転がしながら加熱する。揚げ網にとって油を切り、塩をかけて器に盛る。

主菜には味がしみ込んだぶり大根や肉じゃがが合います。いそべ揚げのさくさくと交互にいただいて気分転換を。

材料　2人分

あたたかいごはん … 2杯分
木綿豆腐 …………… 1丁（360g）
玉ねぎ ……………… 1/2個（100g）
ミニトマト …………… 8個
黄パプリカ ………… 1/4個
にんにく（みじん切り）
………………………… 1かけ

A
　ナンプラー ……… 大さじ1
　オイスターソース … 小さじ2
　砂糖 ……………… ふたつまみ
バジル ……………… 1枝
粗びき黒こしょう … 適量
サラダ油 …………… 大さじ1
目玉焼き …………… 2個（お好みで）

作り方

1 豆腐はペーパータオルに包んで600Wのレンジで5分加熱し、水切りをする[01]。玉ねぎは薄切り、ミニトマトはヘタを取って縦半分、パプリカはななめ薄切りにする。

2 フライパンにサラダ油、にんにくを合わせて中火で熱し、香りが出てきたら玉ねぎを加えて炒める。玉ねぎがしんなりしたら豆腐を加え、ヘラで切るようにほぐしながら炒める。豆腐がそぼろ状になったら広げ、軽く焼き色がつくまで焼きつける。

3 ミニトマト[02]、パプリカ、Aを加えてミニトマトが崩れるまで炒め、火を止めてちぎったバジルを加えてさっと混ぜる。あたたかいごはんとともに器に盛り、お好みで目玉焼きをのせ、仕上げに粗びき黒こしょうをふる。

もっとおいしく、もっと楽しく

01
レンジで手軽に水切り
—
このひと手間で味がぼけずに仕上がる。

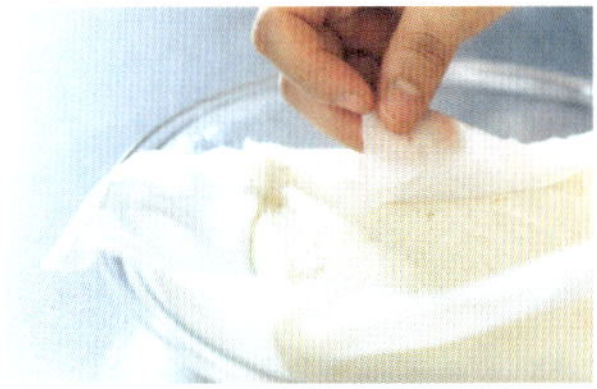

02
うまみはトマトから
—
ひき肉を使わないぶん、トマトを加えてうまみをプラス。

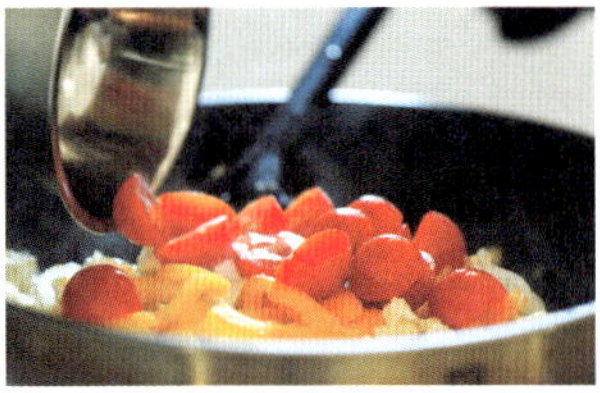

豆腐とトマトのガパオライス

ひき肉を豆腐で代用して
重くない仕上がりに。
トマト、パプリカ、バジル、
いろいろな食感と味わいが楽しめます。

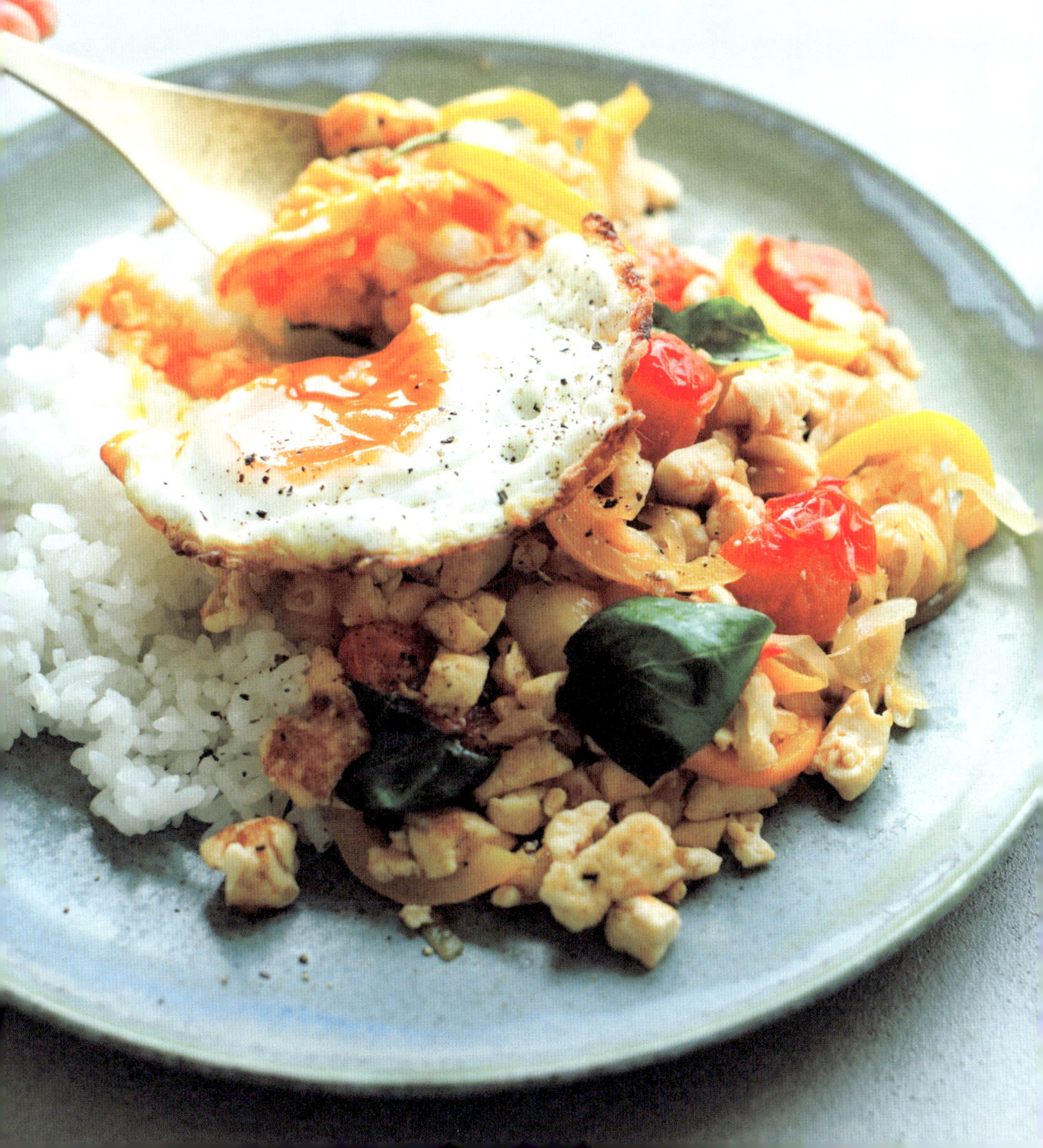

飲み物選びでできるセルフケア

薬膳をするには身近な食材、ふだんのごはんでよい。でも、料理よりももっと簡単な「飲み物」選びでできるセルフケアもあります。

私の「推しドリンク」は、春は気をめぐらせるジャスミンティーや柑橘のジュース、梅雨は利尿作用のあるブラックコーヒーやとうもろこし茶、夏は熱を冷ます緑茶やミントティー、秋は保湿の牛乳やカフェラテ、冬は体をあたためる紅茶や甘酒です。甘酒はくせの少ないこうじ甘酒を常備していて、豆乳で割ったり、料理に甘みの代わりに使ったりするのもお気に入りです。

また、水分を摂るときはできれば常温以上のものを飲みましょう。キンキンに冷えたものは、体を冷やし、消化の負担にもなります。

自宅で淹《い》れられる、気軽に買えるおすすめを紹介するので、毎日の飲み物からセルフケアをはじめてみてください。

Q 毎日どれくらい水分を摂ればいい？

A 中医学では、一日あたりの水の適量は「人による」と考えます。たくさん飲むと調子がいいと感じる人はたっぷり飲んでOK。でも、冷えやすい、むくみやすい、胃腸が弱いという人は大量に水を飲むと負担になります。

おすすめの飲み物

・甘酒（米こうじのもの）……体をあたためて血行を促進。月経痛が重い人に
・紅茶……冷えが気になるとき、精神を安定させたいときに
・コーヒー……利尿作用でむくみ対策、眠気覚まし、精神や思考力の安定、二日酔いに
・ココア……エネルギーを補う。疲労感を感じるときに。砂糖は控えめで
・ジャスミンティー……気のめぐりを助ける。リラックスしたいときに
・プーアール茶……消化を助ける。油脂の多い食事をしたときや胃もたれに
・緑茶……体をうるおす。デトックス効果も。夏や、体に熱がこもりがちな人に
・とうもろこし茶……胃の調子を整え、利尿作用でむくみ対策に
・はとむぎ茶……体の湿気や熱をとる。むくみ、赤みのあるニキビが出たときに
・麦茶……胃の調子を整え、消化不良を助ける。むくみにも効く
・そば茶……消化促進、気を下ろす。イライラ、ストレス、ゲップが多く出るときに
・牛乳……体をうるおし乾燥から守る。腸のめぐりも助ける
・豆乳……体をうるおす。のどの痛みや咳に
・ココナツウォーター……暑さを冷まし、水分代謝を助ける

Q 甘さがほしいときは砂糖を入れてもOK？

A OKですが、砂糖は保湿の傾向にあるので、梅雨の時季やむくみがちな人はできるだけ控えましょう。咳や便秘にははちみつ、生理痛のときは黒砂糖などがおすすめです。

Q フルーツジュースは飲んでもOK？

A ジュースなら乾燥にはりんご、暑さ冷ましにはキウイ、イライラを感じたらグレープフルーツやゆずなどの柑橘もおすすめです。

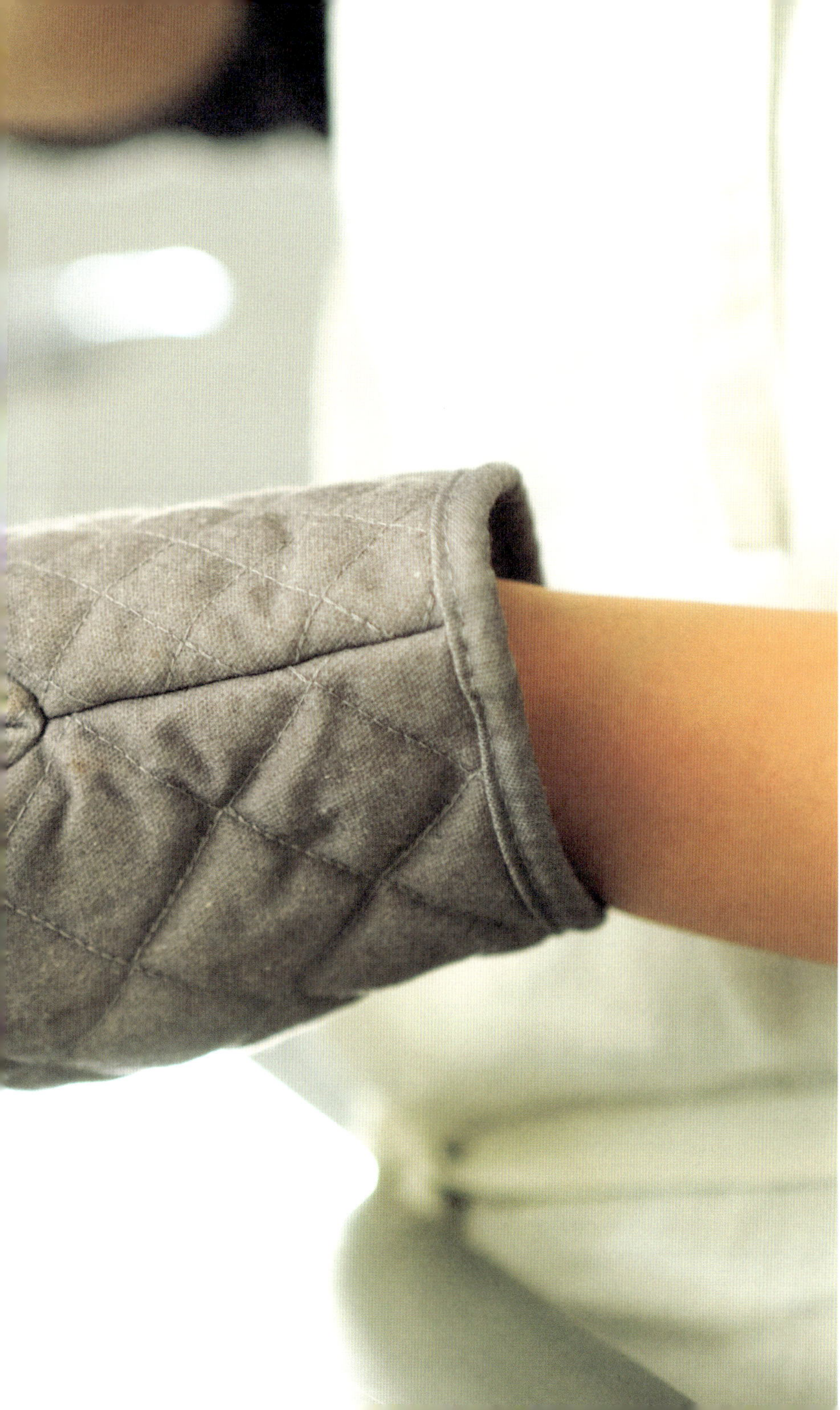

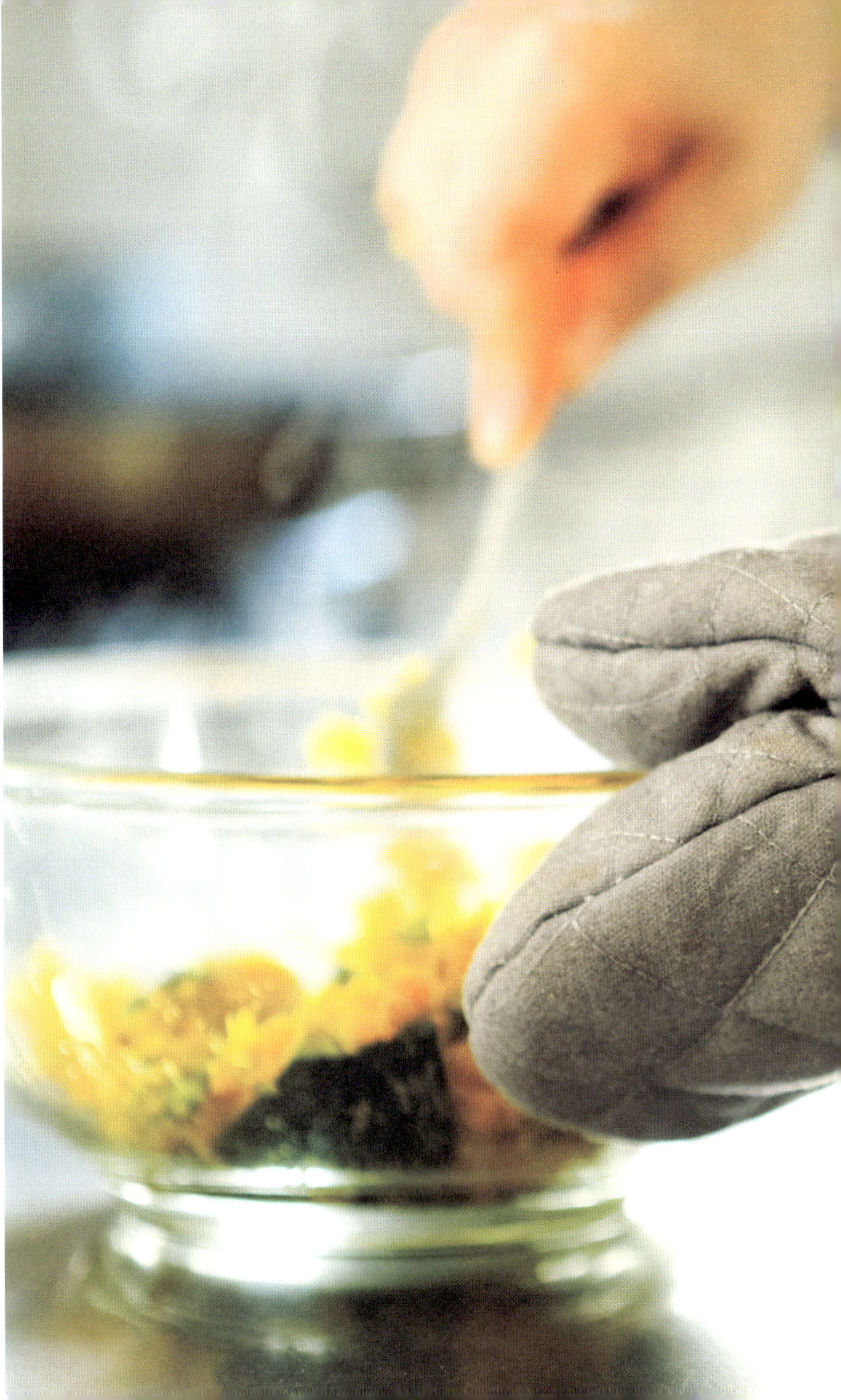

［冬］立冬（11月初旬）～立春（2月初旬）までの約3か月間

食べて眠る、たくわえの冬

植物の葉は落ちて地の肥やしとなり、動物は冬眠をはじめる。寒さが厳しくなる冬は、体を冷やさず栄養と睡眠をとりながら、芽吹きの春に備えるたくわえの季節です。気温も日の長さも、一年の中で最も低く短くなります。人は自然界の動物のように冬眠こそしないものの同じように栄養をたくわえる必要があるので、ほかの季節よりもこってりした味を食べたくなったり、睡眠が深まって朝起きにくくなったりします。でもそれは自然なこと。無理なダイエットや睡眠時間を削るようなことは、冬は特におすすめしません（ダイエットはデトックスに向く春がおすすめ）。

なんといっても大切なのは寒さ対策。「温熱性」という体をあたためる性質の食材を、あたたかい調理法で摂りましょう。

体をあたためる食材といえば、冬至に食べる習慣もある**かぼちゃ**です。気温が下がる晩秋～冬は、かぼちゃの甘さが増す季節。自然な甘さが際立つよう、シンプルな塩煮

Q 体をあたためる食材って？

A 野菜なら長ねぎ、しょうが、にら、ししとうがらし、大葉、にんにくなど。金柑やゆず、栗、あじ、いわし、さけ、鶏肉、ラム肉、スパイス類なども◎。

にするのがお気に入りです。種とわたを取り、一口大に切って鍋に入れ、ひたる程度の水と2〜3%の塩、オリーブオイルを適量垂らしてかぼちゃがやわらかくなるまで煮るだけです。そのままいただいてもおいしいのですが、つぶしてサラダやコロッケにしたり、そのままスープやカレーの具材にしたり。シンプルな味付けなので、さまざまなアレンジができるのも魅力です。

定番ですが、**長ねぎやしょうが**のように食べるとポカポカする食材も、みそ汁や炒め物などに使う頻度が上がります。冬にお肉を選ぶときは**鶏肉**が特におすすめです。寒い韓国の代表的な鍋料理にサムゲタンやタッカンマリといった料理があるように、鶏肉は体をあたためるものです。

また、冬は気温の低下によって汗をかきにくく、めぐりも悪くなるので水が停滞しやすい体になり、尿量が増えます。すると水を溜める「**腎**」の仕事量が増えます。腎は性ホルモンとも関係が深く、老化現象につながる臓。弱まると白髪が増える、耳の不調、排尿障害、頻尿、骨や歯の弱まり、足腰や関節の痛みが出やすくなります。通年ケアをしてアンチエイジングしたいものですが、冬は特に意識的にいたわりたい季節です。

そして乾燥対策として体をうるおす食材（86ページ参照）や、活動的になる春に向けて血を作る食材（18ページ参照）も摂れるとベストです。

Q 腎をケアする食材って？
A 山芋、黒豆、ブロッコリー、芽キャベツ、ブルーベリー、くるみ、黒ごま、かつお、鶏肉、豚肉などがおすすめです。

体をあたため消化吸収を促すかぼちゃ。
やさしい甘さがヨーグルトの酸味でより際立ちます。
カレーに添えても、ワインと合わせても。

冷え

かぼちゃのヨーグルトサラダ

材料　2人分

かぼちゃ …………… 1/4個（350g）
プレーンヨーグルト… 50g

A

酢 ……………… 大さじ1/2
塩 ……………… 小さじ1/4

作り方

1 かぼちゃは種とわたをのぞき、3cmほどの小さめの一口大に切る。耐熱ボウルに入れ、水大さじ1（分量外）を加え、ふんわりとラップをして600Wのレンジで4分加熱する。全体をさっと混ぜ、さらに3分加熱する。

2 熱いうちにフォークで粗くつぶし、**A**を加えて混ぜる。冷めたらヨーグルトを加えて混ぜる。

ハムや焼いたベーコンを加えたり、刻んだナッツを混ぜたりしてもおいしいですよ。

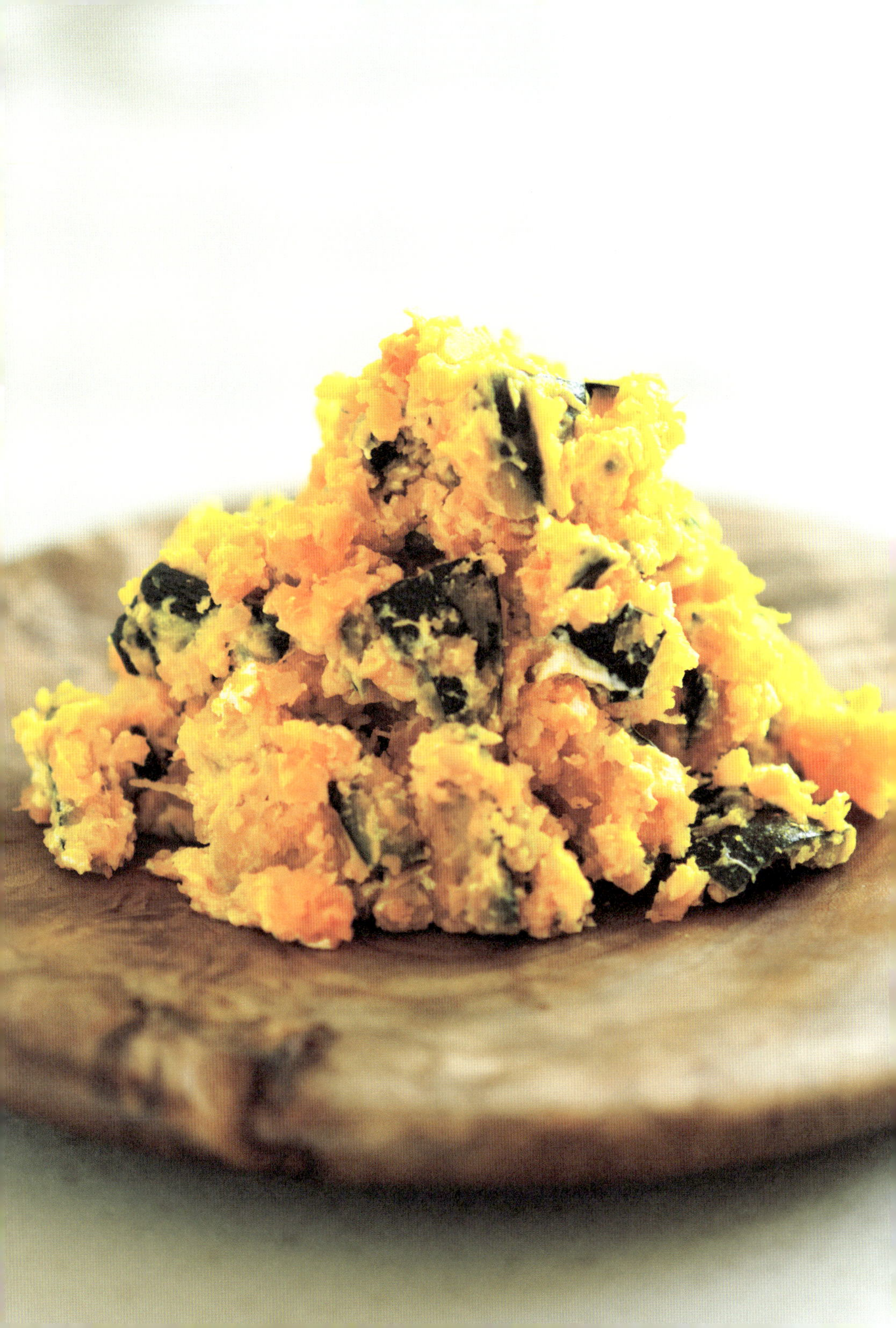

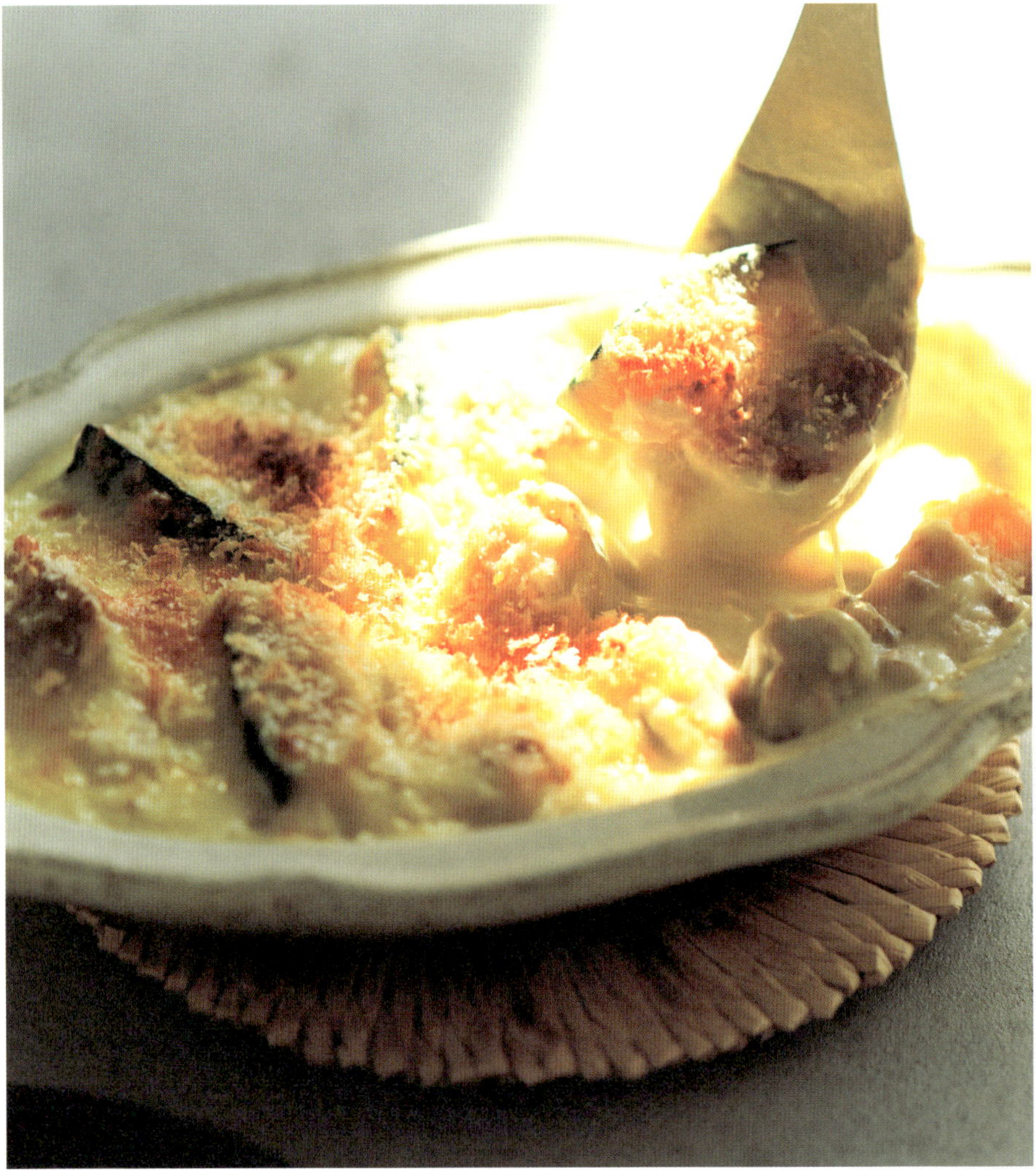

かぼちゃと鶏肉のグラタン

ほくほくと甘いかぼちゃがたっぷり。
熱々で体も芯からあたたまります。
このひと皿があれば、うんと寒い冬も乗り切れそう。

材料　2人分

かぼちゃ	小1/4個（300g）	塩	小さじ1/2
鶏もも肉	大1/2枚（180g）	ピザ用チーズ	40g
玉ねぎ	1/4個	パン粉	大さじ3
牛乳	400ml	バター	20g
薄力粉	大さじ3	オリーブオイル	大さじ1/2

作り方

1　かぼちゃは種とわたをのぞいて1cm厚さの一口大に切り、耐熱皿に広げ、ふんわりとラップをして600Wのレンジで4分加熱する。玉ねぎは薄切りにする。鶏肉は余分な脂身を切り落とし、小さめの一口大に切る。

2　フライパンにオリーブオイルを中火で熱し、鶏肉を皮面から入れて両面に焼き色がつくまで焼く。鶏肉を片側に寄せ、空いたところにバターを熱し、玉ねぎを加えて炒める。

3　玉ねぎがしんなりしたら火を止めて薄力粉をふり入れる。粉っぽさがなくなるまで混ぜ、牛乳を3〜4回に分けて加え[01]、都度、均一になるまでよく混ぜる。

4　塩を加えて混ぜながら弱めの中火にかけ、底をそぐように全体を混ぜつつとろみがつくまで加熱する。かぼちゃを加えてさっと混ぜ、耐熱の器に盛りつける。チーズ、パン粉を散らし、210℃のオーブンまたはトースターで表面に焼き色がつくまで5〜8分ほど焼く。

もっとおいしく、もっと楽しく

01

牛乳は分けて加える

—

牛乳は火を止めてから数回に分けて加える。都度よく混ぜるとだまになりにくい。

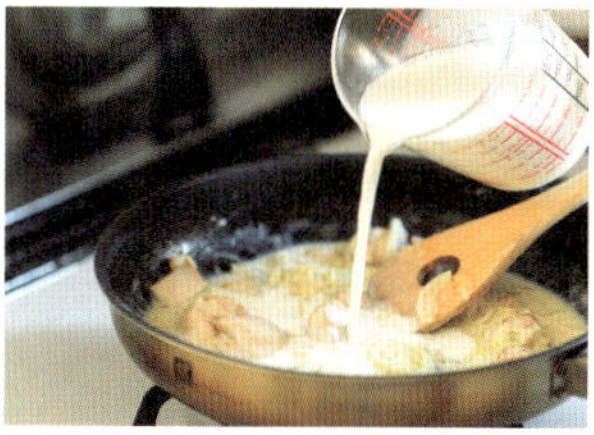

だしをとれる日、とれない日

だしっておいしいですよね。私もいろいろな料理に使います。よくだしを使って作るのは、だし巻き玉子とみそ汁。**だしをとったら大さじ3程度を取り分けておいたり、製氷皿でだし氷を作っておくと必要なときに少量から使えて便利です。**だし巻き玉子なら、卵3個に対してだし大さじ3〜4、塩ふたつまみ、みりん小さじ2の分量で作ります。だしは食材のうまみが水分にしみ出たもの。**深くて豊かな風味が生まれ、塩分やほかの調味料をたくさん加えなくても、おいしい料理になります。**おいしさだけでなく、長期的に見ると体にもうれしいのです。

だからだしをとったことのない人は、ぜひ試してみてほしいです。まずは日本の定番だしのひとつである「昆布とかつお節の合わせだし」から。

昆布はお好みのものでかまいません。日常使いなら手頃な日高昆布がおすすめです。羅臼《らうす》昆布は高価なので、とっておきのだしを楽しみたい料理に。かつお節は血合いの入ったものを使いましょう。

Q かつお節はなぜ血合い入りがいいの?

A 色の濃い血合い部分からは、かつおの香りの強いだしがとれるからです。スーパーで手に入るかつお節はほとんどに含まれています。血合いなしのものはすっきりした上品なだしになるので、お雑煮やお吸い物などシンプルな料理に。

素材からとっただしはとびきりおいしいです。でも、時にはだしをとるのはちょっとしんどいときもある。そんなときのために、だしパックを持っておくのもおすすめです。裏面の食品表示を見てみると「かつお、昆布」「かつお、さば、いりこ、昆布」など、だしの素材となる原料だけで作られているものがあります。塩分や調味料が添加されていないのでさまざまな料理に活用しやすく、手軽にだしがとれます。

番外編として、最速でとれる「簡易だし」をご紹介します。これはとある雑誌の企画で考案したもの。お湯に塩昆布、トッピングに使われる細かいタイプのかつお節を入れるだけ。塩昆布の塩分があるのでそのまま飲んでもおいしいですし、みそ汁ならお湯で具材を煮て、塩昆布とかつお節を加え、みそを溶けばもう完成です。塩昆布が入るので、みその量は控えめで。この方法なら思い立ったときにあっという間にだしがとれます。

だしをとれる日も、とれない日も、そのときの自分にぴったりの方法を選べば気軽にだしを使った料理が楽しめます。味や手間の違いを知って、好みやシーンに合わせて活用してみてください。

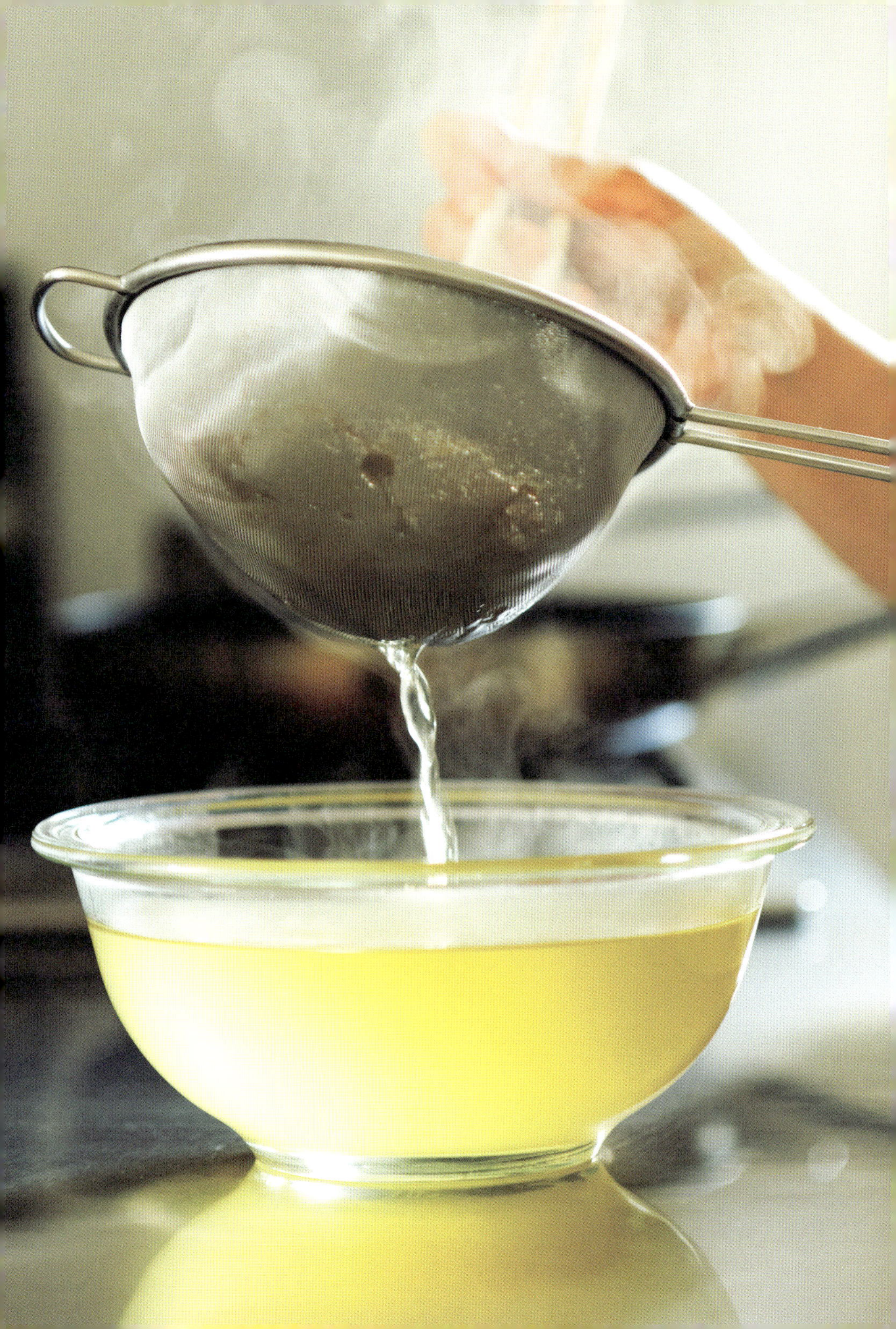

基本の一番だしのとり方

一番だしとは、食材から最初にとれるだしのこと。一番だしのだしがらを使い、煮出してとるだしを二番だしと呼びます。

材料（作りやすい分量）

水……………………	1L
昆布…………………	10g
かつお節……………	20g

1. 下ごしらえ

鍋に水を入れ、昆布をつけて30分からひと晩おいて戻す（ひと晩おく場合は冷蔵庫にしまう）。

2. 昆布だしをとる

1の鍋を弱火にかけて、湯気がしっかり立ったら沸騰直前に昆布を取り出す。

3. かつお節を加えて濾す

2を強火にかけ沸騰させてから、火を止めてかつお節を加える。2分ほど待ち、だし用のザルまたはペーパータオルやさらしで濾す。

だしがらの活用

だしをとったあとの「だしがら」。私はいつも、昆布入りおかかを作ります。フライパンに、水けを軽くきって粗く刻んだかつお節（上記だしの全量）、細切りにした昆布（上記だしの1/3量程度）、酒・みりん（各大さじ2）、しょうゆ（大さじ1と1/2）、砂糖（小さじ2）、酢（小さじ1/2）を入れて弱火にかけます。水けが飛び、かつお節がふわっとするまで混ぜながら煮詰めましょう。

冷えない体作り

薬膳における健康とは「心身ともにニュートラルな状態でいること」です。冷えとりや温活という言葉をメディアで見ることも多いですが、誰でもあたためるほどによいというわけでもありません。なかには熱によって不調が現れる人もいます。とはいえ、**体が冷えていいことはひとつもありません。**

冷えが呼ぶ不調のメカニズムは「**めぐりが悪くなること**」です。冷えは体、毛穴、血管までもキュッと縮め、体の中のめぐりを悪くします。

また、ホルモンバランスにも悪影響を及ぼします。食事制限をメインとするダイエットなどを行うと栄養不足によって体温や血液が十分に作られず、体が冷えて性ホルモンと関わりの深い腎が弱まります。すると女性の場合、生理不順が起きたり、月経が止まってしまうケースもあります。

人はどんなに寒いところにいても、つねに36℃前後の体温を保つことができます。こ

Q めぐりが悪い＝血行が悪いということ？

A 私たちの体の中には「気《き》・血《けつ》・津液《しんえき》（血以外の水分の総称）」がつねにめぐっています。気のめぐりが悪いとイライラや緊張が起こり、臓の働きが低下します。血のめぐりが悪いとクマや顔のくすみ、爪や髪の栄養不足、疲れ目や思考力の低下、最悪の場合は心筋梗塞につながります。津液のめぐりが悪いと、痰やむくみ、排尿障害や便秘につながり、溜まった余分な水分はさらなる冷えを呼びます。

の熱の元になるのが「食事」です。食べて消化した栄養素が、中医学でいう「気」となり、全身をめぐって体温を保っています。

冷えない体を作るためには温熱性の食材を食べること（108ページ参照）、加熱してあたたかい状態で食べること、そして何より**「きちんと食事を摂ること」**が大切です。あたりまえのことが、実は一番大事なのです。

私はふだんから、暑くて仕方がないとき以外は冷えた飲み物を飲まないようにしています。夏だとしても、冷えた生サラダに冷やし中華、食後はアイスコーヒーでおやつにアイスクリーム……、のような食べ方はしません。そうして冷えが過剰にならないように気を付けています。

食事以外では、湯船に入って芯から体をあたためたり、「首」が付く場所を冷やさないようにしています。冷えには適度な運動も効果的。デスクワークの人はときどき体を伸ばしたり、歩けそうな場所には散歩がてら歩いてみたりするのもおすすめ。小さなことからはじめましょう。

風邪

焼きねぎのマリネ

ねぎのとろとろ食感、あふれる甘みを味わうと寒さで縮こまった体もじんわりゆるみます。じっくり加熱で青い部分まで丸ごとおいしく。

材料　2人分

長ねぎ……………… 2本（260g）

A

レモン汁………… 小さじ2
しょうゆ、オリーブオイル
…………………… 各大さじ1/2
砂糖 …………… ひとつまみ

粗びき黒こしょう … 適量
オリーブオイル …… 大さじ1/2

作り方

1 長ねぎは5cm長さに切る。ボウルに**A**を合わせて混ぜておく。

2 フライパンにオリーブオイル大さじ1/2を中火で熱し、長ねぎを並べ、ふたをして弱火で3分蒸し焼きにする。上下を返し、ふたをしてさらに3分蒸し焼きにする。

3 長ねぎの中心までやわらかくなったら、**1**のボウルに合わせて**A**とあえる。器に盛り、粗びき黒こしょうをふる。

オリーブオイルをごま油やラー油に置き換えるとおつまみとしても楽しめます。冬の風邪予防、または風邪のひきはじめに食べてみてください。

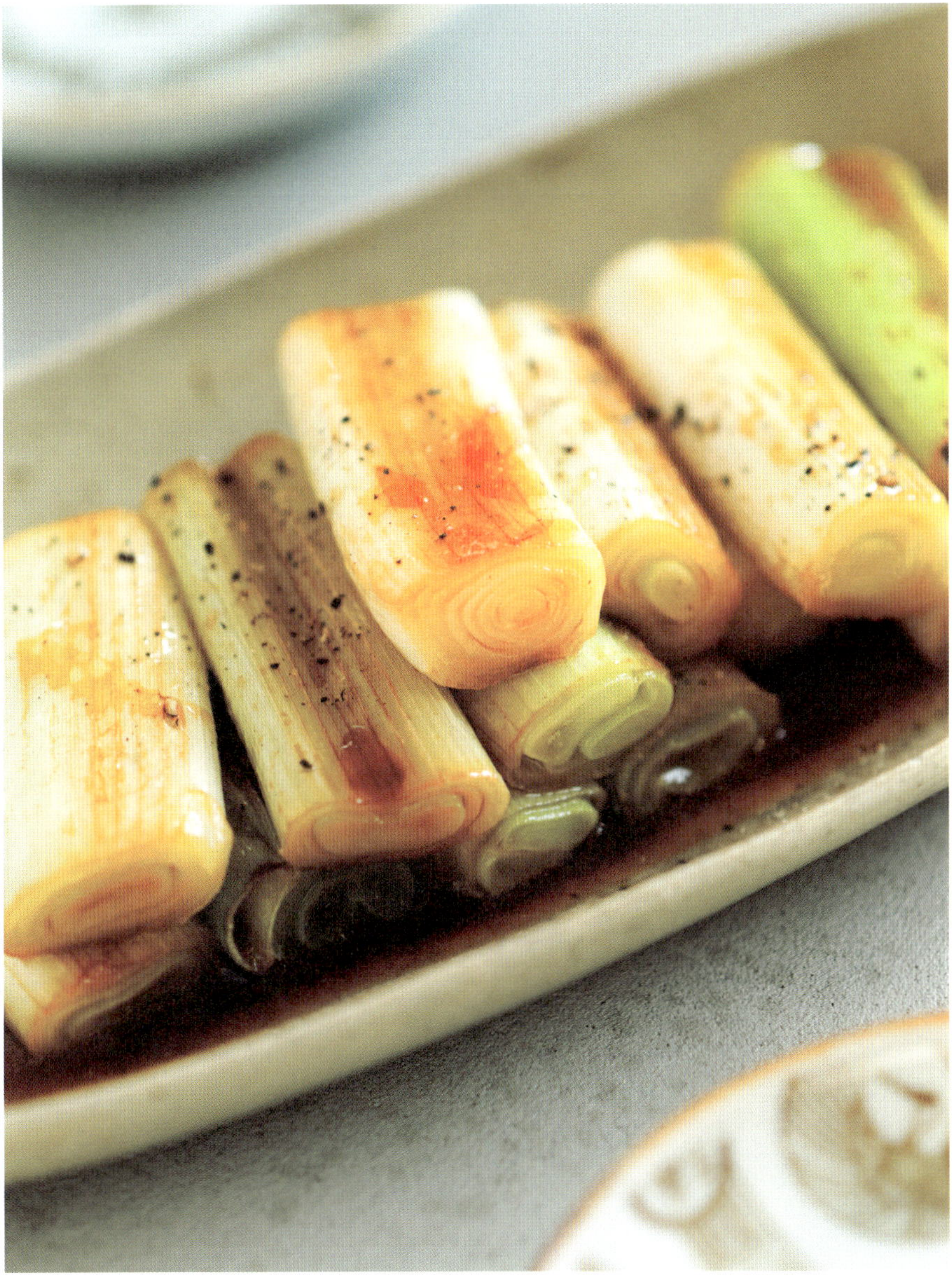

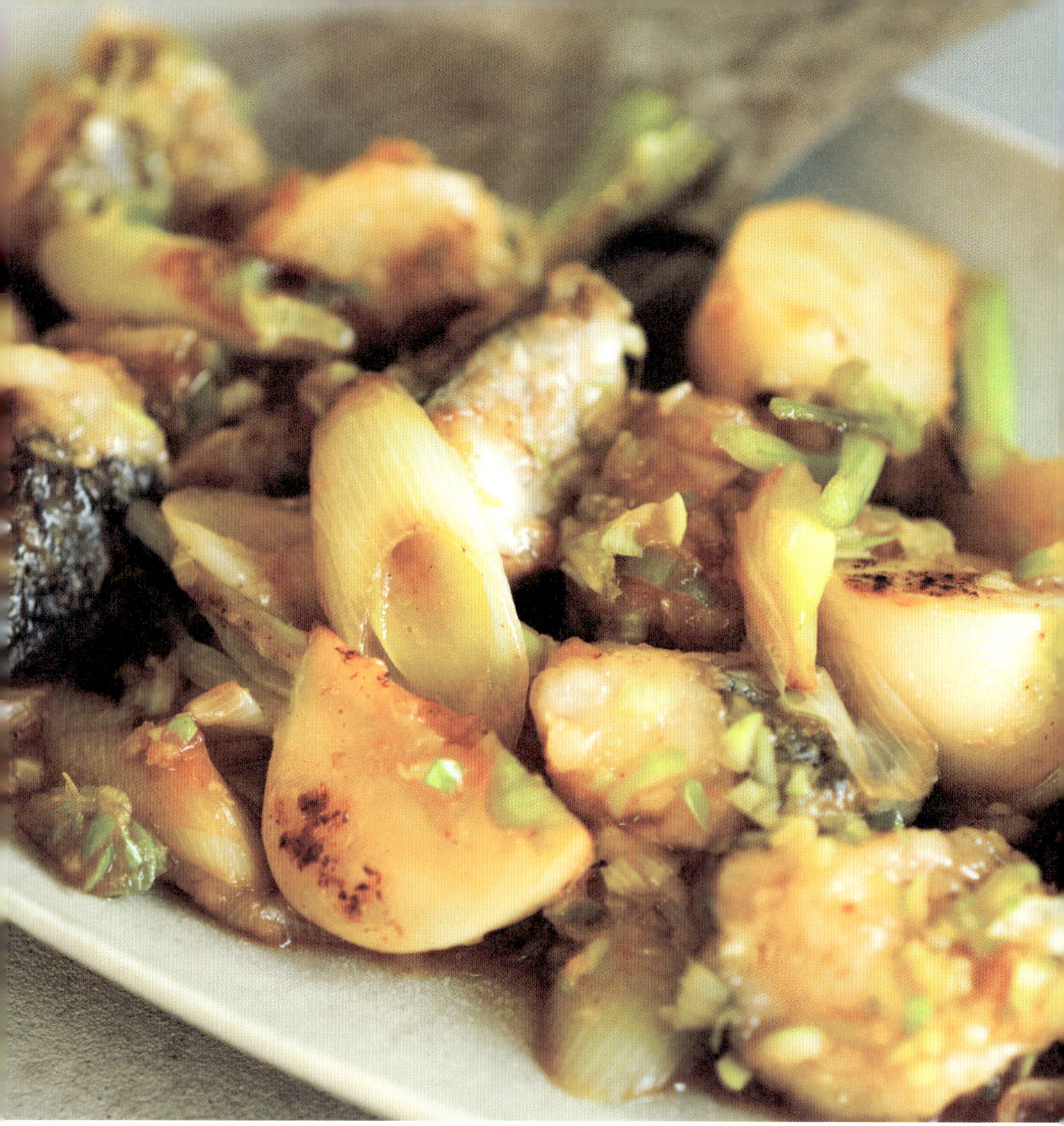

鱈とかぶのねぎまみれ

どこを食べてもねぎを感じる、ねぎ好きにはたまらないひと品。
かぶも胃腸をあたためる食材。
しょうがじょうゆとねぎの香りで食欲を刺激して。

材料　2人分

長ねぎ	1本
たら（切り身）	2切れ
塩、こしょう	各適量
片栗粉	小さじ2
かぶ	1個
A	
しょうが（すりおろし）	小さじ1
酒、酢、しょうゆ	各大さじ1
砂糖	小さじ1
サラダ油	大さじ2

作り方

1 長ねぎは2/3本を1cm幅のななめ切りにし、残り1/3本はみじん切りにしてAと混ぜる。かぶは茎を2cmほど残したまま6等分のくし切りにする。

2 たらは塩をふって10分ほどおき、出てきた水けをペーパータオルで押さえる[01]。4等分に切って、こしょうをふって片栗粉をまぶす。フライパンにサラダ油を中火で熱し、たらを皮面から入れ、空いたところにかぶを並べ、ななめ切りのねぎを加える。たらとかぶに焼き色がつくまで返しながら焼く。

3 火を止めて、フライパンの余分な油をペーパータオルで吸う[02]。Aを加え、やさしく全体を混ぜながら30秒〜1分ほど煮絡める。

もっとおいしく、もっと楽しく

01

臭みを抑えて食べやすく

—

塩をふると魚の臭みが水けとともに出てくる。事前に拭き取ると臭みなく仕上がる。

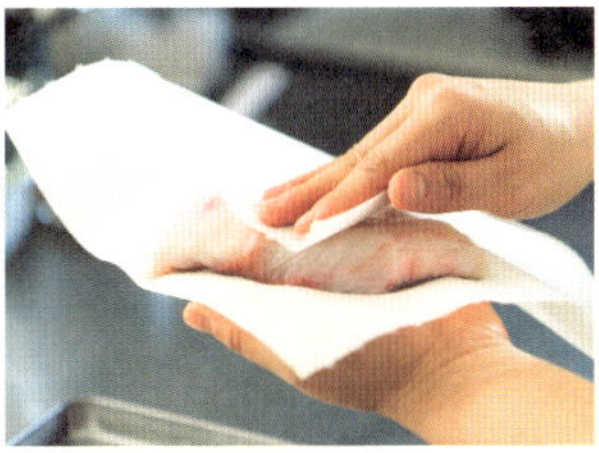

02

余分な油は取りのぞく

—

フライパンを傾けて溜まった油を吸い取るようにすると具材が崩れない。

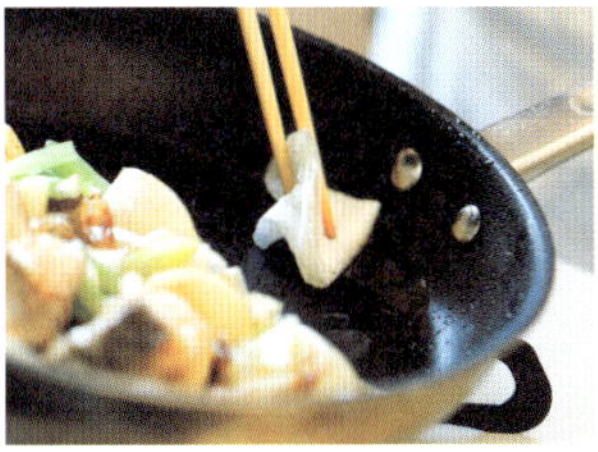

自分のバランスをとる方法

中医学は、目で見る、匂いを嗅ぐ、声を聞く、脈をとるなど、アナログに情報を集めて総合的に症状の診断をします。ここでは自分でもある程度できる「望診《ぼうしん》：目で見る診断」についてお伝えするので、**「自分の観察」**を日頃からしてみましょう。

五色診《ごしきしん》

赤、黄、青、白、黒の五色をもとに、顔の色、舌の色、鼻水の色、尿の色などから、おもに寒／熱に関わる判断をします。

・赤、黄……熱がこもっているサイン。赤ら顔、舌の苔《こけ》（舌にのっている苔のようなもの）が黄色っぽい、鼻水が黄色くどろっとしている、尿の色が濃いなど。のどが赤く腫れる、赤みを帯びたできものが肌にできるなども熱の傾向

・青、白……冷えのサイン。顔に血色がなく青白い、舌の苔が真っ白、水のような無色の鼻水が流れ出るなど

Q 熱がこもっているときによい食材は？
A 64ページ参照。

Q 体が冷えているときによい食材は？
A 108ページ参照。

Q 体に湿気が溜まっているときによい食材は？
A 42ページ参照。

Q 脾の不調によい食材は？
A 42ページ参照。

Q 体内の水分不足によい食材は？
A 86ページ参照。

・黒……腎の不調、体内のめぐりが悪いサイン。顔が土っぽい黒さになる、黒いクマが出る、あざが出やすいなど

舌診《ぜっしん》

舌そのものと、舌の苔の状態で診断をします。

・舌のふちに歯の跡が付いている、舌の苔が厚い（舌本体が見えないくらい）……体内に湿気が溜まっている、むくみ、食べすぎのサイン

・舌の中心に線が入っている……脾の不調のサイン。食欲不振、消化が弱まっている

・舌がやせて小さい、舌の苔が乾いてひび割れている……気血、体内の水分不足

・舌に苔がない……体内の水分不足。老化が進行しつつある。更年期の方に多い

私も舌をよく見るのですが、ふちに歯型が付いていることが多い。むくみのサインなので、たいてい靴下の跡も付いています。舌を診るときは色が変わらないよう必ず飲食前にしてください。このサインを発見したら利尿作用があるものを摂り、意識的にお手洗いに立ちます。こういった小さな積み重ねが症状の慢性化を防ぐことにつながります。

献立の立て方

料理に関するお悩みでよく耳にすることのひとつが、「献立を考えるのが大変」ということです。ということで、日々の献立を考えるうえで私が実践していることを最後にお伝えしたいと思います。

献立を考えやすくするための方法はおもに3つ。

ひとつは**「メインの材料から考える」**方法。鶏→豚→魚など、その日のメインとなる主材料を、前日とは違うものから選びます。すると、おのずと選択肢がしぼられるので考えやすくなります。2つめは**「食べたいジャンルを考える」**方法。和風にするのか、洋風にするのか、中華風にするのか。ざっくりと方向性を定めると、合わせる汁物や副菜も自然と味の方向性を定めやすくなります。3つめは**「自分のゆるっとフォーマットを使う」**方法。これは味のパターンを定型化しておくということです。定番のフォーマットをいくつか持っておき、その日の気分や、メインと合いそうなものをその中から選びます。例えば次のような感じ。

Q メインを決めてもジャンルに迷ってしまう場合は？

A メインと異なる調理法から副菜を作るのはいかがでしょうか。「こんがり香ばしい焼き物×さっぱりしたあえ物」「くったりした煮物×食感のある軽い炒め物」「あっさりした蒸し料理×しっかり味の焼き物」といった考え方もできます。

Q ゆるっとフォーマットでも迷ってしまう場合は？

A ひとつめ、2つめの方法を使って、数日から1週間分の夕飯だけでもあらかじめ計画しておくのもよいかもしれません。

・和風献立の日……副菜：海苔あえ、みそ焼き、ごまあえ、卵焼き
　汁物：みそ汁、すまし汁
・洋風献立の日……副菜：サラダ、マリネ、チーズ焼き
　汁物：トマトスープ、コンソメスープ、ミルクスープ
・中華献立の日……副菜：甘酢あえ、ねぎあえ、塩とごま油
　汁物：卵スープ、酸辣湯《サンラータン》、オイスターソースとしょうゆ

これがあるだけで、臨機応変な日々の献立作りは各段に楽になります。そのときにある食材を、これらの味にあてはめるだけでよくなるからです。ここで大切なのは、あくまで「ゆるっと」味の方向性のみを決めること。食材は、その日に食べたいものや家にあるものでいいし、この本で紹介している季節ごとの体によいものから選んでも◎。

献立も料理と同じで、毎日違うジャンルのものを複数品用意することが豊かさにつながるわけではありません。大切なのは「作る人の心と体が満たされること」です。

本書を通してお伝えしてきたことが、今日のごはんに悩むあなたの肩の荷を少しでも下ろすきっかけになればうれしいです。

齋藤菜々子（さいとう・ななこ）

料理家、国際中医薬膳師。飲食店を営む両親のもとに育ち、大学卒業後に一般企業に就職。忙しい日々の中で食事が心身の充実につながることを実感し、料理の道を志す。日本中医食養学会・日本中医学院にて中医学を学び、国際中医薬膳師を取得。身近な食材のみを使った作りやすいレシピにこだわり、家庭で実践できる薬膳を提案している。著書に『基本調味料で作る体にいいスープ』（主婦と生活社）、『からだがよろこぶ副菜』（誠文堂新光社）、『毎日食べたい　整いカレー』（文化出版局）などがある。

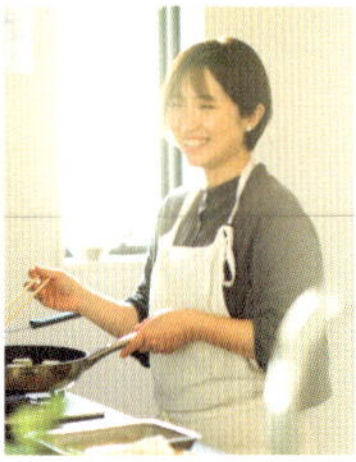

装丁・本文デザイン	加藤賢策、和田真季（LABORATORIES）
イラスト	佐伯ゆう子
写真	吉森慎之介
スタイリング	木村遥
調理アシスタント	沓澤佐紀
校正	ぷれす
編集協力	岡田直子（ヴュー企画）

体はごはんでできている

心と体が元気になるふだんの料理

著　者　齋藤菜々子
発行者　池田士文
印刷所　日経印刷株式会社
製本所　日経印刷株式会社
発行所　株式会社池田書店
〒162-0851
東京都新宿区弁天町 43 番地
電話 03-3267-6821（代）
FAX 03-3235-6672

落丁・乱丁はお取り替えいたします。

ISBN 978-4-262-13092-7

[本書内容に関するお問い合わせ]
書名、該当ページを明記の上、郵送、FAX、または当社ホームページお問い合わせフォームからお送りください。なお回答にはお時間がかかる場合がございます。電話によるお問い合わせはお受けしておりません。また本書内容以外のご質問などにもお答えできませんので、あらかじめご了承ください。本書のご感想についても、当社HPフォームよりお寄せください。
[お問い合わせ・ご感想フォーム]
当社ホームページから
https://www.ikedashoten.co.jp/

24000009